一秒を救う 一生につなぐ

米盛病院の
最新医療

米盛病院 編著

バリューメディカル

米盛病院の最新医療
刊行にあたって

社会医療法人緑泉会 理事長
米盛病院 院長
米盛 公治

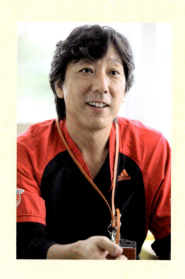

　このたび、地域の皆様にもっと米盛病院を知っていただき、より身近に感じていただきたく、『米盛病院の最新医療』を刊行する運びとなりました。

　当院は、昭和44年12月、鹿児島市草牟田の地で整形外科医院を開院し、平成26年9月9日に同市与次郎へ新築移転しました。移転後は、開院以来培ってきました整形外科、近年注力してきた救急科に加え、脳神経外科・循環器内科・胸腹部外科・心臓血管外科等の機能を拡充したことにより、整形外科だけでは受け入れが難しかった多発外傷のみならず、脳疾患・心疾患などの患者さんに対し、手術加療からリハビリまで一貫した医療の提供が可能となりました。

　また、救急医療の分野においては、患者さんを受け入れるだけでなく、1秒でも早く治療が開始できるよう、患者さんを迎えに行く救急を実践しています。当院では、全国で4番目になる民間医療用ヘリコプター（愛称：レッドウイング）を運航しており、平成26年10月に「鹿児島県ドクターヘリ補完ヘリの救急患者搬送に関する協定」を鹿児島県と締結しました。行政と民間病院による「補完ヘリ（鹿児島県のドクターヘリが重複要請を受けたときや多数傷病者が発生した際、消防要請により正式なドクターヘリとして補完活動をするヘリコプター）」出動の協定締結は全国で初めての取り組みです。

　さらに、少しでも地域の皆様の不安を取り除けるようにとの思いから、「24時間救急相談ダイヤル＃7099」を移転と同時に開設しました。24時間365日、救急救命士がオペレーターとなり、皆様の急な病気やけがに関するご相談などを受け付けております。救急車を呼んだ方がいいか、夜間に体調が悪くなったが朝まで様子を見た方がいいかなど、判断に迷ったときにもお気軽にご相談ください。

　さて、本書では各診療科の医師が当院で行うことができる診療について紹介をしています。整形外科では、外傷・脊椎・関節などそれぞれを専門とする医師が症状や診療の手順・手術について分かりやすく解説しております。また、当院が近年拡充してきた整形外科以外の診療についても、地域の皆様により知っていただけるよう、各診療科担当医師が詳しく解説しています。巻頭の特集では、当院が誇る世界水準の医療設備「ハイブリッドER」についても取り上げております。

　ぜひ、お手にとっていただき、病院の受診をお考えのとき、病気やけがをされたときなど、当院を選択肢の一つとして加えていただけますと幸いです。

2017年7月

米盛病院の最新医療　もくじ

米盛病院の最新医療　刊行にあたって …………………………………………………………… 2
- 社会医療法人緑泉会 理事長／米盛病院 院長　米盛 公治

トピックス

一刻を争う症例に迅速に対応するハイブリッドER …………………………………………… 8
- 外科 部長　畑 倫明

心筋梗塞の治療　ハイブリッドERを駆使した治療の取り組み ……………………………… 10
- 循環器内科　下髙原 淳一

心臓血管外科の最新治療　ハイブリッド手術室を利用したステントグラフト治療 ………… 12
- 心臓血管外科 部長　石橋 和幸

診療内容紹介

救急科

米盛病院の救急医療 ……………………………………………………………………………… 16
- 副院長 救急科　冨岡 譲二

救急医療の役割 …………………………………………………………………………………… 18
- 副医局長 救急科　倉田 秀明

「待つ」だけでなく「現場に行く」救急医療 …………………………………………………… 20
- 小児科 部長　岩間 直

災害医療への取り組み …………………………………………………………………………… 22
- 副院長 救急科　冨岡 譲二

24時間救急相談ダイヤル ── 急な頭痛、胸痛、腹痛、けがのご相談は #7099 へ ……… 24
- 救急調整室 主任　井手 涼太　●救急調整室 主任　上田 広人

救急科→整形外科→リハビリの連携 ── 初期治療から根治治療、退院まで（地域連携）… 26
- 副医局長 救急科　倉田 秀明　●リハビリテーション科　三石 敬之　●医療福祉連携室 室長　橋本 千代

米盛病院での一般外科手術 ……………………………………………………………………… 28
- 救急科　榮福 亮三

胸腹部外傷の治療 ... 30
- 救急科　榮福 亮三

総合内科

米盛病院内科の果たす多様な役割 ... 34
- 総合内科　松木薗 和也

循環器内科

安全に安心して手術を受けていただくために（術前検査） ... 36
- 循環器内科　新村 英士

外科

米盛病院の内視鏡について ... 38
- 外科 部長　畑 倫明

整形外科

骨折の診断と治療 ... 40
- 医局長 整形外科　丸山 和人

上肢の骨折・脱臼 ... 42
- 医局長 整形外科　丸山 和人

下肢の骨折 ... 44
- 医局長 整形外科　丸山 和人

高エネルギー外傷に対する緊急手術 ... 46
- 整形外科　上野 宜功

骨粗しょう症と、骨粗しょう症に伴う脆弱性骨折における治療 ... 48
- 副医局長 整形外科　長谷 亨

頚椎後縦靱帯骨化症 ... 52
- 整形外科　谷口 暢章

腰椎椎間板ヘルニア　脊椎内視鏡下手術 ... 54
- 整形外科　中原 真二　● 整形外科　田邊 史

腰部脊柱管狭窄症に対する薬物療法・理学療法・手術療法 ... 56
- 整形外科　永吉 隆作

脊椎圧迫骨折に対する経皮的椎体形成術（Balloon Kyphoplasty） ... 58
- 整形外科　田之上 崇

脊椎・脊髄損傷に対する脊椎ナビゲーションシステムを使った手術 ... 60
- 整形外科　中原 真二

3D画像による手術シミュレーション──正確で確実な人工股関節手術を可能にする ……… 62
- 整形外科　市川 理一郎

術中ナビゲーションシステムを用いた人工膝関節置換術 ……… 64
- 整形外科　水島 正樹

安全で遅滞なく行う人工関節術後リハビリテーション ……… 66
- 整形外科　水島 正樹

関節鏡を用いた半月板手術や靱帯再建手術 ……… 68
- 整形外科　市川 理一郎

脳神経外科

脳に心を配る ……… 70
- 脳神経外科 部長　伊地知 寿

リハビリテーション科

摂食・嚥下障害に対する正確な評価と介入方法 ……… 72
- リハビリテーション科　三石 敬之

痙縮の治療目的とさまざまな治療法 ……… 74
- リハビリテーション科　三石 敬之

リウマチ科

関節リウマチに対する最適で安全な治療 ……… 76
- リウマチ科　児玉 国洋

胎児診断外来

胎児診断外来について ……… 78
- 産婦人科　池田 敏郎

病院案内

病院の概要 ……… 84

米盛病院フロアマップ ……… 88

交通アクセス ……… 90

米盛ラーニングセンター ……… 91

※所属名、役職は2017年7月現在のものです。

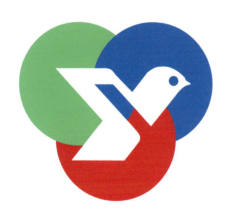

緑泉会シンボルマーク

緑の輪は身体の健康を、青の輪は精神の健康を、赤の輪は生命の象徴を表現しています。これは心身ともに健康になっていただきたいという私どもの願いです。また、白い鳥は、医療技術・看護等すべての面において常に向上をめざすスタッフの姿勢を現したものです。

トピックス

一刻を争う症例に迅速に対応する
ハイブリッドER

外科　部長
畑　倫明
（はた　みちあき）

日本救急医学会専門医・指導医、日本外科学会外科専門医・指導医、日本消化器外科学会専門医・指導医、日本消化器内視鏡学会専門医・指導医、日本腹部救急医学会腹部救急暫定教育医・腹部救急認定医、社会医学系専門医協会専門医・指導医、日本DMAT隊員兼インストラクター(統括DMAT資格有)、JATECインストラクター、MCLSインストラクター、ATOMインストラクター、奈良県立医科大学非常勤講師

ハイブリッドERとは？

　ハイブリッドという言葉を聞いて、一般の皆さんが思い浮かべるのは自動車ではないでしょうか。では、ハイブリッドERというのは、「何か自動車と関係しているの？」、そんな質問も出そうですね。

　「ハイブリッド」という言葉は、そもそも生物学で、異なる種類・品種の動物・植物を人工的にかけ合わせてできた交雑種という意味で使われた言葉のようです。

　それが、最近は複数の方式を組み合わせた工業製品にも使われるようになりました。ですから、ガソリンエンジンと電気のモーターを組み合わせて両方の動力で走る車をハイブリッド車と呼ぶのが一般的になっています。

　では、ハイブリッドERというのはどういう物なのでしょうか？　ERとは、Emergency Room（救急初療室）、アメリカのテレビドラマで以前に流行（はや）った、あの「ER」のことです。つまり、ハイブリッドERとは、いくつかの物を組み合わせた「救急初療室」であるということになります。

　さて、当院の場合、何と何の組み合わせでしょうか？

　当院のハイブリッドERは、実は、「CT室」「血管造影室」そして「手術室」の機能を併せ持った「救急初療室」なのです。全国で3番目に誕生した、世界的にみても極めてまれな、超先進的な設備だということができます（写真）。

ハイブリッドERは
人命がかかわるとき、力を発揮

　ハイブリッドERがあると、どんな良いことがあるのでしょうか？

　ハイブリッドERは、人の命がかかっている緊急時に力を発揮します。

　当院には、重症の外傷患者さんや、心筋梗塞（しんきんこうそく）の患者さんがヘリコプターで運ばれて来ます。今、交通事故で内臓破裂を起こし、大出血を起こしている患者さんが運ばれて来たとしましょう。体の中の出血は外からみても分かりません。しかし、血圧は下がり、意識レベルは低下し、今にも亡くなりそうです。

　この患者さんを救うためには、まず出血源を探し、出血を止めなければなりません。一般的には、救急外来に搬入された後、医師の診察を受け、CT検査で出血源を探そうということになります。CT室に電話をかけ、「今から連れて行くよ」と連絡して、少し離れたCT室へ運んで行きます。CT検査では、肝臓が裂けて出血していることが判明します。肝臓が裂けている場合、出血を止める方法は2通りです。

　緊急開腹手術をして肝臓からの出血を止める方法（開腹止血術）と肝臓の血管にカテーテルを挿入し血管を詰めてしまう方法（血管塞栓術（そくせんじゅつ））です。肝臓からの大出血を止めて、患者さんの命を救うためには、この開腹止血術か血管塞栓術のどちらか一方、あるいはその両方を直ちに行わなければなりません。さて、今、CT検査で肝臓からの出血が分かりました。

　次に行うことは、手術室に運んで手術するか、血管造影室に運んで血管塞栓術をするかのどちらかですが、準備にも移動にもとても時間がかかります。そし

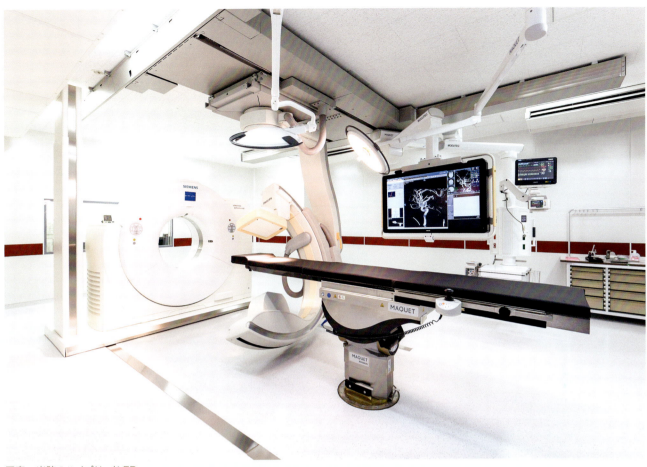

写真　当院のハイブリッドER

て、あれよあれよという間に、血圧は下がり、意識はなくなり、心臓が止まって救命できないということになるのです。

検査と手術がすばやくできるハイブリッドER

ハイブリッドERがあれば、どうでしょう？　救急車やドクターヘリで運ばれてきた重症患者さんは、はじめからハイブリッドERに搬入されます。そこで、医師は直ちにCT検査が必要と判断し、間髪を入れずにCTを撮影するでしょう。そして、肝臓からの出血と分かると、その場で手術をするのです。

手術で止められないと判断したら、血管塞栓術もその場で行います。これなら、重症患者さんでも助かりそうですね。

急性心筋梗塞の場合でも同じようにすぐさまカテーテル検査を行って、心臓に行く血管の細く詰まったところを開通させ、命を救うことができます。

重症外傷や心筋梗塞などは、あってほしくはない病態ですが、患者さんのいざというときのために、ハイブリッドERは本当に強力な味方なのです。

> **一言メモ**
>
> ### ハイブリッドERは超先進的な設備
>
> 当院の「ハイブリッドER」とは、「CT室」「血管造影室」そして「手術室」の機能を併せ持った「救急初療室」のことです。
>
> 全国で3番目に誕生した、世界的にみても極めてまれな、超先進的な設備です。重症外傷患者さんや急性心筋梗塞の患者さんの救命に威力を発揮します。まだ、誕生して2年半ほどですが、すでに何人もの方が、絶体絶命の危機から救われているのです。

心筋梗塞の治療
ハイブリッドERを駆使した治療の取り組み

循環器内科
下髙原　淳一（しもたかはら　じゅんいち）

日本内科学会認定内科医、日本心血管インターベンション治療学会認定医、日本循環器学会認定循環器専門医

心筋梗塞とは？

心臓は体中に酸素や栄養を運搬するために血液を送っています。心筋（心臓の筋肉）そのものも多量の血液を必要とし、心筋への血流は心臓の周りを包み込むように存在する冠動脈によって供給されます。急性心筋梗塞（しんきんこうそく）は冠動脈が閉塞（へいそく）（詰まってしまうこと）してしまい、心臓が動かなくなってしまう病気です。国内では、年間25万人が発症しているとされ、そのうち約15％の患者さんは病院到着前に心停止状態となっているともいわれています。

多くの場合は、胸部や胃部の圧迫されるようなしめつけ感として発症しますが、冠動脈の閉塞部位によっては、背部痛や嘔吐（おうと）などの症状しか出ないこともあります。特に、糖尿病を患っている方や高齢の方、女性の方は典型的な胸痛が現れないことも多く、息切れや気分不良のみで発症する方もいます。

早期治療の重要性

血管の閉塞から、90～120分以内に治療を行わなければ、治療をしたとしてもダメージを受けた心筋は二度と動かなくなってしまう（心筋壊死（えし））ため、1秒でも早い緊急治療が必要です。急に激しい胸部不快感が生じた場合には一刻も早く救急車を呼んで、当院のような緊急で心臓の検査ができる病院を受診する必要があります。

冠動脈造影検査

急性心筋梗塞は可能な限り早期に診断と治療を行うことが必要です。心電図や血液検査、心臓超音波検査などを行い、心筋梗塞の疑いが強ければ、冠動脈造影検査を行います。

手首や太ももの付け根などの動脈から、カテーテル（細い管）を心臓の中に直接挿入して、造影剤を注入することで、冠動脈の状態を詳しく検査をするものです。

カテーテル治療

冠動脈造影検査で血管の閉塞部位が確認できたら、血流を再開させるための処置を行います（写真1）。カテーテルの中から、血管を広げる風船やステントと呼ばれる網状の金属を冠動脈内に挿入し、心筋への血流を回復させます（写真2、3、4）。早期治療を行うことができれば、後遺症を残すことなく、社会復帰も可能です。

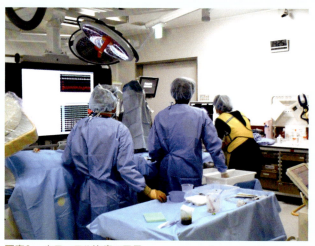

写真1　カテーテル治療の風景

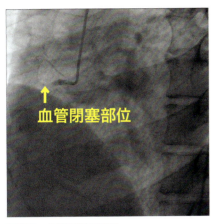
写真2　右冠動脈の閉塞
血管閉塞部位

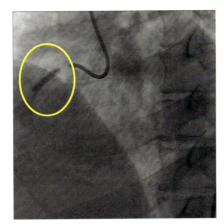
写真3　ステント治療中

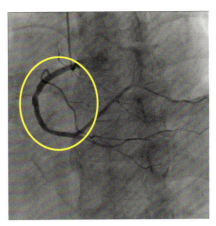
写真4　ステント治療後

トピックス

ほぼ同時検査が可能なハイブリッドER

　心筋梗塞の診断は簡単でないこともあります。医療機器の向上によりカテーテル検査は比較的安全に行えるようになりましたが、直接心臓内に機械を持ち込むことの危険性はゼロではありません。冠動脈造影検査に踏み切るまで、どうしても時間がかかってしまうことが多く、その間にも心筋壊死が進行してしまいます。

　当院では、患者さんが病院に到着してから、1分でも1秒でも早く冠動脈造影検査を行うために、ハイブリッドER（写真5）での診療を行っています。

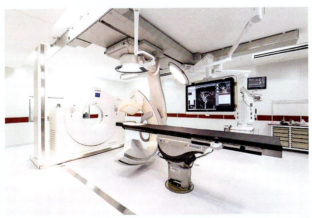
写真5　ハイブリッドER（「一刻を争う症例に迅速に対応するハイブリッドER」8ページ参照）

　ハイブリットERとは、初期検査から緊急手術までに必要な、さまざまな検査・医療機器を集約した救急室のことをいいます。心筋梗塞の診断に迷い、緊急でのCT撮影を要することも多く、通常であればCT検査室に行き、CT撮影を行い、問題がなければ血管造影検査のできる検査室に移動します。この際の移動は、スムーズに行っても10〜20分以上は要する作業ですが、ハイブリッドERでは同じ室内にCT装置と血管造影装置が配備されているので、ほぼ同時に検査を行うことができ、診断・治療に要する時間を大幅に短縮することが実証されています。当院は、設計段階からつくったハイブリットERを有しています。国内はもちろん、世界でもほとんど類をみません。当院は海外を含め、各地から視察に訪れる方がいるほど有名になっています。

冠動脈CTや心臓MRI

　急性心筋梗塞は発症する前の予防が重要です。心筋梗塞の前段階である、狭心症を診断するため、心臓カテーテル検査だけでなく、冠動脈CTや心臓MRIなどの検査も行っています。特に当院の冠動脈CTは最新鋭のCTを使用しており、検査中に使用する造影剤量も通常の半分量で済むため、さらに体への負担が軽くなっています。また、MRIも最新機種（3テスラMRI）であり、CT検査よりもさらに低侵襲での検査が可能となっています。

一言メモ

おかしいなと思ったら早めの受診を

　労作時の胸痛や呼吸困難感を感じる場合は早めの受診をしてください。胸痛発作の頻度が多くなった場合や、発作時間が長くなってきた場合、心筋梗塞の前触れであることが多く、入院による治療が必要です。

　心筋梗塞を発症すると、突然心停止することもあり、症状が続いている際には、自家用車でなく救急車での来院をお勧めします。

心臓血管外科の最新治療
ハイブリッド手術室を利用したステントグラフト治療

心臓血管外科　部長
石橋　和幸（いしばし　かずゆき）

日本外科学会専門医・指導医、日本胸部外科学会認定医、日本心臓血管外科専門医・修練指導医、胸部ステントグラフト実施医・指導医、腹部ステントグラフト実施医・指導医、植込型補助人工心臓実施医、ICD(植込型除細動器)/CRT(ペーシングによる心不全治療)研修終了医、ICD制度協議会インフェクションコントロールドクター（ICD）、厚生労働省卒業臨床研修指導医

大動脈瘤とは

　大動脈瘤とは、心臓から出ている通常2～3cm前後の血管の太さが4～5cm以上へと拡大する病気で、横隔膜より上にできる胸部大動脈瘤と下にできる腹部大動脈瘤に分けられます（図）。

　原因は、高血圧や喫煙、糖尿病、動脈硬化などで血管の壁が弱くなることにより血管が膨れコブのようになると考えられています。また動脈瘤には遺伝や外傷が原因の場合もあります。血管が太くなると、破裂や解離（血管壁が裂ける）が非常に起こりやすくなります。破裂した際には、緊急の処置が必要であり、対応が遅れると救命できないことも多い疾患です。そのため、大動脈瘤と診断された場合には、破裂する前の早めの治療が必要です。

図　大動脈瘤の好発（発生する度合いが高い）部位

突然の胸痛や背部痛──胸部大動脈瘤に対する治療

　胸部大動脈瘤の多くは自覚症状がなく、健診時における胸部X線写真の異常や声がかすれる（嗄声（させい））、食べ物が飲み込みづらいなどの症状で気づかれることが多い疾患です。血管壁が内膜と外膜に分かれてしまう大動脈解離や、胸部大動脈瘤の破裂の際には突然の激しい胸や背中の痛みが生じます。緊急の処置が必要になりますので、すぐに救急車で病院に来院してください。緊急で造影CT検査をして、救命のために緊急で手術を行うのが一般的です。発症部位によっては、胸を切らずに血管にカテーテルを挿入して人工血管で患部を覆うステントグラフト治療や、内科的降圧療法なども選択しています（写真1、2）。

突然の腹痛や腰痛──腹部大動脈瘤に対する治療

　腹部大動脈瘤の多くは自覚症状がなく、腹部超音波検査などで偶然みつかることが多い疾患です。しかし、破裂した際には、突然激しい痛みが腹部または腰部に生じます。そのようなときには、すぐに救急車で病院に来院してください。近年では、お腹を切らずに、脚の付け根2か所を小さく切開するだけで行える、カテーテルを用いたステントグラフトでの治療も多くなってきています（写真3、4）。手術時間は約2時間で、入院期間は約1週間程度での退院が可能となってきています。

　当院では予定手術の患者さんや動脈瘤が破裂した患者さんの多くはハイブリッド手術室（写真5）で、超

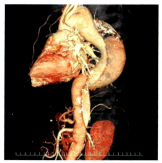
写真1　胸部大動脈瘤の術前CT

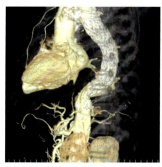
写真2　胸部ステントグラフト治療後のCT

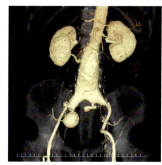
写真3　腹部大動脈瘤破裂時のCT

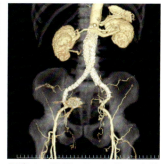
写真4　腹部ステントグラフト治療後のCT

緊急の場合にはハイブリッドERでの外科的加療が可能です。

症状からみた心臓血管病

労作時に胸がもやもやする？　ひょっとして狭心症？

朝起きたとき、または軽労作をした際に、左胸やみぞおち付近が圧迫されるような感じはありませんか？　そのような症状には、心臓に血液を送る血管（冠動脈）が狭くなっている狭心症が隠れているかもしれません。心電図検査や冠動脈CTなどの外来検査で狭心症のスクリーニング（病気があるかどうかのふるい分け）ができます。狭心症が疑われた場合には、心臓カテーテル検査をお勧めします。冠動脈に病変があった際には、患部を風船やステントで広げたり、また重症な場合は冠動脈バイパス手術が必要となることもあります。

階段で息切れがする？　ひょっとして心臓弁膜症？

夜間、横になったときに咳（せき）が出る、階段を上がったときに息切れを感じるなどの症状はありませんか？　または、最近、脈が速くなったり、動悸（どうき）を感じたりすることはありませんか？　その原因の中に心臓弁膜症が隠れているかもしれません。心電図検査や心臓超音波検査などを用い、外来検査にて診断ができます。症状や弁膜症の程度により、内科的薬物加療、重症な際には弁形成術や弁置換術（ちかんじゅつ）などの外科的加療が必要になる場合もあります。

手足が冷たい？　ひょっとして血管が詰まっている？

手足が冷たく感じる方、または歩くと足がだるくなる、といった症状はありませんか？　そのような症状のある方は、手足の血管がコレステロールや血栓で閉塞（へいそく）してきているかもしれません。超音波検査（血管エコー）や造影CT検査などを用いて、外来にて診断ができます。その症状により、内服や点滴などの内科的治療、カテーテル治療、外科的治療があり、患者さんと相談しながら、治療法を決めていきます。

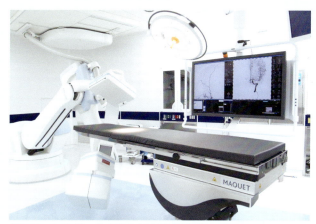
写真5　ハイブリッド手術室（血管造影装置）

一言メモ

いつでも、何でもご相談ください！

高血圧、胸痛、息切れや咳、動悸など心臓病が気になる方、動脈瘤といわれた方、手足が冷たく感じる方、静脈瘤が気になる方、いつでもご相談ください！

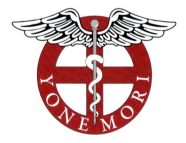 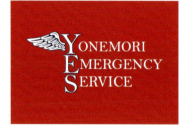

米盛病院救急科
シンボルマーク・コンセプトマーク

米盛病院救急科のシンボルマークは、薩摩藩の丸に十の字マークに、医療の象徴として世界的に広く用いられているシンボルマークである「アスクレピオスの杖」を組み合わせたものです。鹿児島の救急医療を担う一翼になりたいという思いが込められています。

コンセプトマークは「米盛救急サービス＝Yonemori Emergency Service」の頭文字をとった「YES」を掲げています。いつでも、どんな患者さんでも「Yes!」「はい」と受け入れたいという思いを表現しています。

診療内容紹介

米盛病院の救急医療

副院長　救急科
冨岡　譲二（とみおか　じょうじ）

日本救急医学会専門医・指導医・評議員、日本臨床救急医学会理事、日本中毒学会理事、日本外傷学会外傷専門医・評議員、社会医学系専門医協会専門医・指導医、日本DMAT隊員(統括DMAT資格有)、JATECインストラクター、MCLSインストラクター・管理世話人、日本中毒学会認定クリニカル・トキシコロジスト、EMERGOシニア・インストラクター、MCLS・CBRNEインストラクター

一秒を救う

　救急医療は時間との戦いです。

　交通事故や、労働災害などで大けがをした患者さんの命を救えるかどうかは、事故が起こってから1時間以内に治療を始められるかどうかにかかっています。また、脳卒中や心臓発作の場合も、症状が起こってから3時間以内に治療が始められれば、命を救える率（救命率）は上がり、後遺症が残る率は下がるといわれています。

　そこで、当院では、新築移転し、本格的に救急医療を始めるにあたって、「いかに治療までの時間を短縮できるか」を徹底的に追求しました。

　まず、救急患者さんが運ばれてきてから治療を始めるまでの時間をできる限り短縮するために、救急外来を「ハイブリッドER」として設計しました。ハイブリッドERには、救急患者さんの診断と治療に必要なすべてのものが揃っており、患者さんを一切移動することなく、最短の時間で世界最高水準の治療を行うことができます（「一刻を争う症例に迅速に対応するハイブリッドER」8ページ参照）。

　しかし、せっかくこのような施設を作っても、患者さんが病院に来られなくては意味がありません。鹿児島県は多くの離島を抱えており、病院にかかるために丸1日以上費やさなければならない島も少なくありません。また鹿児島県本土でも、鹿児島市内の医療機関まで数時間かかる地域もあります。

　そこで当院では、病院の中で患者さんを待っているだけではなく、医師や看護師が少しでも早く患者さんのもとに駆けつけ、治療を始められるように、さまざまな移動手段を取り入れました。当院が運航している民間医療用ヘリコプター「レッドウイング」は、国内で最も速く、最も遠くまで行けるヘリコプターです（写真、左）。鹿児島県本土であれば、ほとんどの地域には20分以内、種子島・屋久島には30分、トカラ列島でも1時間以内で到達できます。また、米盛病院ドクターカーは、悪路でも走行できる四輪駆動車で、ヘリコプターが飛べない夜間や悪天候の際に威力を発揮しています（写真、右）。さらにドクターバイクは、一般車両が進入できない狭い場所や、災害現場の悪路でも走れるような仕様になっており、マラソン大会の医療支援などに活躍しています（「『待つ』だけでなく『現場に行く』救急医療」20ページ参照）。

一生につなぐ

　救急医療の目的は、命を救うことだけではありません。危険な状態を切り抜けた患者さんが、1日でも早く家庭に、あるいは仕事に復帰されるためには、できるだけ早く適切なリハビリテーションを行うことが大事です。このため当院では、理学療法士が患者さんの入院当日から治療に加わり、「一生につなぐ」ためのリハビリテーションを1年365日体制で提供しています（「救急科→整形外科→リハビリの連携」26ページ参照）。

YES (Yonemori Emergency Service)

　当院の救急医療の目標は「YES」です（図）。

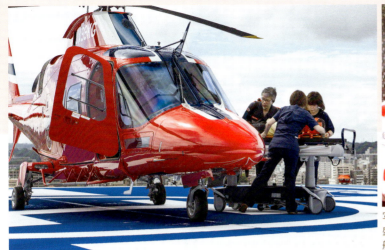
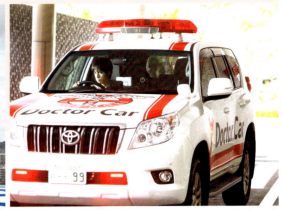

写真　民間医療用ヘリコプター「レッドウイング」(左)と米盛病院ドクターカー(右)。レッドウイングは、日中のみの運航ですが、ドクターカーは24時間365日出動しています

「YES」は「米盛病院の救急サービス」の英語訳「Yonemori Emergency Service」の頭文字を取ったものですが、英語の意味通り「イエス＝はい！」の意味も込めています。どんな救急患者さんも「はい」と言って受け入れる。それこそが当院が目指す救急医療の姿です。

もちろん、当院だけでは対応できない患者さんもいます。たとえば、当院には出産の設備はありませんので、急なお産には対応できません。しかし、どんな患者さんに対しても、第一は命を救うための治療を行うことです。専門の医療機関に紹介することができますので、急患の場合はもちろんですが、救急医療のことで困ったら、まずは当院にご相談ください(「24時間救急相談ダイヤル」24ページ参照)。

一言メモ

救急医療にかかわる人材育成

米盛病院は、医療にかかわる人材育成のための学習施設「米盛ラーニングセンター」を併設しており、医療関係者に対する応急手当のトレーニングを行っているほか、小中学生に模擬手術を体験してもらうイベントや、地域の方を対象とした講演会なども開催しています。情報は病院ホームページなどで公開していますので、興味がある方はお問い合わせください。

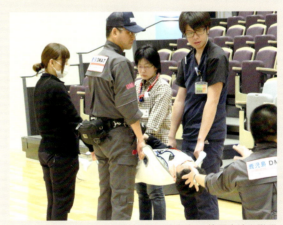

防災に関する講演会で、地域の方へ布担架の使用方法を説明

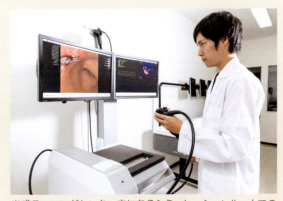

米盛ラーニングセンター内にあるシミュレーションルームでの様子

図　YES (Yonemori Emergency Service) のコンセプトマーク

救急医療の役割

副医局長　救急科
倉田　秀明（くらた　ひであき）

BLS provider、ABLS provider、FCCS provider、PFCCS provider

　夜間や外出先などで、急な症状やけがを診てほしいと思ったときに、
「どこの病院に行ったらいいか分からない。何科を受診していいか分からない」
「急いで診てもらった方がいいのか、それとも翌日の専門外来まで待っていいのか、救急車を呼んだ方がいいのか、判断できない」
　と困ったことはありませんか？
　近くの病院を受診したら、
「専門医がいないのでほかの病院に行ってください」
「軽症の患者さんは診療しません」
「重症の患者さんは診療できません」
　と言われたことはありませんか？

　急な症状やけがを、各科の専門医でなく最初に救急医が診療を行うことの意味は大きく２つあります。

重症度と緊急度を判定

① 重症度判定 → 初期治療 → 全身管理

　急な症状やけがの場合、患者さんの病気の重さ（重症度）を短時間に判断することが大切になりますが、１分１秒を争う重症から、急ぐ必要のない軽症までさまざまです。実際には、救急車を呼ぶかどうかは皆さんが判断することになりますが、これは非常に難しいことです。救急車を呼んで病院に運ばれたけど、軽症だったという場合がありますが、逆に、実際には重症だったのに救急車を呼ぶことをためらい、翌日に状態が悪くなり心臓が止まってしまう、などということもあるかもしれませんが、これは避けたい出来事です。

　当院は、「24時間救急相談ダイヤル」（24ページ参照）という、急な症状やけがをしたときの相談電話窓口を24時間開設していますので、お困りの際にはこちらにご相談ください。

　救急医と専門医の大きな違いは、救急医は最初から診断にこだわることなく、まずは患者さんの全身状態を観察し、異常があれば救命処置を優先し治療を開始するということです（重症度判定）。なぜなら、患者さんの診断はついたものの、検査のために酸素投与や点滴治療が遅れて患者さんの状態が悪くなり、命を救うことができなかった、ということはあってはいけないからです。

　患者さんの呼吸や血圧がしっかりしているか、意識状態が悪くないかといった、人が生きるために必要な生理学的な兆候の悪化を見逃さず、限られた時間内に、さまざまな器具、装置を使って蘇生処置を施します（初期治療）。

　その後、重症な患者さんは集中治療室（ICU）に移動し、各臓器ごとの治療を行います。たとえば、肺炎だけが問題となっている患者さんに対しては、肺の状態だけを評価し、治療すればよいわけですが、より重症になってくると、肺炎の患者さんだけど心不全も合併していて、かつ透析を受けている患者さんの場合には、各臓器ごとに評価、治療計画を立てる必要があります。肺の治療のためにと思って行った治療が、時と場合によっては、ほかの臓器に悪影響を及ぼす場合もあるので、非常に繊細で、綿密な治療計画が必要となります。ここでは、さまざまな医療機器を使用し、医師、看護師、薬剤師、リハビリ、栄養、臨床工学技士などさまざまな職種のスタッフが、チーム医療を実践

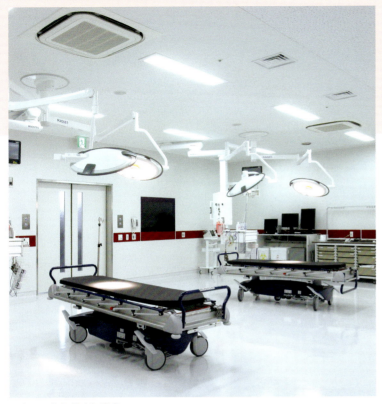
写真1　救急外来初療室

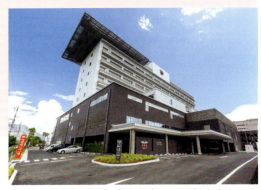
写真2　正面玄関の裏に救急外来の入口があります

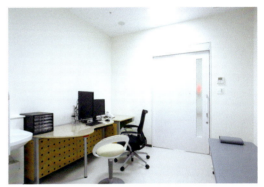
写真3　救急外来診察室

し患者さんの状態改善に努めています（全身管理）。

こういった診療は、救急医の「専門性」といえる領域なのです（写真1、2、3）。

② 緊急度判定 → 各専門医への連携

急な症状やけがで専門科を受診する際に、患者さんが選ぶ専門科が必ずしも適切ではない場合があります。「肩が痛い」と整形外科を受診しても実は急性心筋梗塞（循環器救急）であったり、「吐き気がする」と消化器内科を受診しても、実は緑内障発作（眼科救急）であったり、転倒して大腿骨を骨折した患者さんに致死的な不整脈が隠れていたりすることがあるのです。

救急外来では、患者さんの問診や診察から、命にかかわる可能性のある疾患、専門医の緊急な処置が必要とされる疾患を見逃さず、必要があればその場で専門医に相談や紹介を行います。

あらゆる患者さんの初期診療を

このように、あらゆる患者さんのあらゆる症状の診療にあたるのが救急医です。救急医は、子どもでも高齢者でも、病気でもけがでも「専門ではない」と断ることはしません。軽症、重症を問わず、歩いて受診される患者さんでも救急車で搬入される患者さんでも、すべての患者さんに対し初期診療を行います。

そして帰宅可能の判断を下し、必要があれば専門医に相談や紹介を行います。さまざまな救急対応の経験を持ち、幅広い診療領域をカバーする救急医がすべての救急初期診療にあたり、専門医でなければ対応できない病態のみを専門医が診療することで、患者さんは「診療の安全性」と、「専門治療の質」を得ることができるのです。

> **一言メモ**
>
> ### 「ER」ってなに？
>
> 「ER」とは、救急室を意味する言葉である「emergency room」の略語です。本来は診療を行うスペースそのものを意味していますが、「ER型救急医療」の意味で使用されることも多くあります。
>
> 「ER型救急医療」は、北米のER（ED：emergency department）で行われている救急システムを参考に作られたため「ER型」と呼ばれています。
>
> この「ER型」では、基本的にすべての救急患者さんに対応する救急初期診療をERで働く救急医が行います。

「待つ」だけでなく「現場に行く」救急医療

小児科　部長
岩間　直（いわま　なおし）

日本小児科学会専門医、日本体育協会公認スポーツドクター、日本DMAT隊員兼インストラクター(統括DMAT資格有)、日本DMAT・NBC-CBRNEインストラクター、MCLS管理世話人、MCLS-CBRNEインストラクター、JATECインストラクター、ITLSインストラクター、小児ITLSインストラクター、NCPRインストラクター、EMERGOシニア・インストラクター

当院は鹿児島市与次郎の地に新病院を開院し、救急医療を展開してから、病院で患者さんを「待つ」だけではなく、一刻を争って医療の手当を必要とする患者さんのために「現場に行く」医療チームを整備しています。以下に概要を記載します。

民間医療用ヘリの運用

当院では、鹿児島県との協定により、鹿児島県ドクターヘリ(基地病院：鹿児島市立病院、鹿児島県立大島病院)の補完ヘリとして、県民の皆さんの健康を守る一翼を担っています。

出動態勢

ドクターヘリは、一般の方が直接要請をかけることはできません。救急要請としての119番通報により、消防指令センターがドクターヘリの要請が必要と判断したときに要請をかけます。その際に鹿児島県ドクターヘリが別の事案に出動していたり、複数名の重症傷病者がいるような場合には、補完ヘリとして当院の運航調整室に連絡が入り、出動します。

時には鹿児島県のドクターヘリと同じ場所に着陸して活動することもあります。

米盛病院の民間医療用ヘリ

当院の民間医療用ヘリは、イタリアのアグスタウェストランド社製のAW109SPという鹿児島県ドクターヘリと同型機です。機体番号はJA99KG、愛称Red Wing（レッドウイング）と呼ばれている赤い機体です（写真1）。白い鹿児島県ドクターヘリとの違いは、真っ赤な機体であることです。そのほかには、増槽燃料タンクが取り付けられているので飛行距離が少しだけ長く、離島の宝島までは無給油で往復する能力を持っています。騒音でご迷惑をおかけしているとは思いますが、皆さんも赤い機体を見かけたら、気軽に手を振ってください。

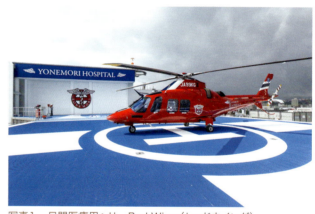

写真1　民間医療用ヘリ　Red Wing（レッドウイング）

民間医療用ヘリのクルーたち

医療用ヘリの搭乗スタッフは、通常はパイロット1人、整備士1人のほか、医療クルーとして、医師1人、看護師1人が現場に向かいます。医師は、それぞれの専門を生かした救急専門医だけでなく、腹部外科、脳神経外科、麻酔科、循環器内科、小児科などの専門医も出動します。看護師は、ベテランの救急看護師から中堅の経験を積んだスタッフが出動します。また、その搭乗クルーをバックアップするために、ヘリ運航調整室のほか、救急調整室の救命士たちが、病院内と出動スタッフの綿密な連携を図って活動が行われてい

きます（表１）。

ドクターカーの運用

現在は、鹿児島市以外からのドクターカー要請を受けて出動をします。ヘリが飛べない悪天候時や、夜間、明け方の出動が多いです。ヘリと同様に、119番通報を受けた消防指令センターが判断し、ドクターカー派遣要請を決定します。消防指令センターから、当院の救急調整室に連絡が入り、医師、看護師、救急救命士が一緒に出動します（写真２）。

Red Wing(レッドウイング)と同様に、各専門医が互いに連絡をとりながら、いち早く救急医療を提供できるように連携を深めています。

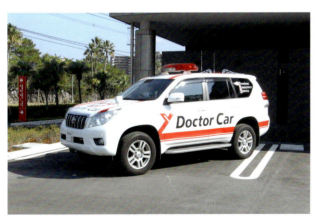

写真２　ドクターカー（ラピッドレスポンスカー）

こうした「現場に行く」救急医療を行っており、現場でいち早く患者さんに接触し、活動していた救急隊や、患者さんの家族の方々と連携をとり、できる限りの応急処置を行い、現場での判断で可能な限り適切であると考えられる病院へ救急車で搬送できるように努めています（表２）。

表１　補完ヘリ出動件数

	H26年度	H27年度	H28年度
当院への搬送	41	84	102
当院外への搬送	32	37	95
出動後キャンセル	8	9	16
その他	0	0	8
総計	81	130	221

表２　ドクターカー出動件数

	H26年度	H27年度	H28年度
当院への搬送	69	45	65
当院外への搬送	21	21	31
出動後キャンセル	6	18	38
その他	0	4	4
総計	96	88	138

一言メモ

スポーツ競技会などへの参加

最近は、市民参加のスポーツ競技会も増えてきました。鹿児島県内でも大きな競技会が開催され、2020年には国体の開催も控えています。当院のスタッフも、いくつかの競技会に医療救護班として参加しています。以下に、参加している主な大会を列記します。

　1月　鹿児島県地区対抗女子駅伝競争大会
　2月　えびの京町温泉マラソン
　3月　鹿児島マラソン
　4月　全日本モトクロス選手権開幕戦(熊本県)
　8月　かごしま錦江湾サマーナイト大花火大会
　12月　ランニング桜島大会

そのほかにも人が多く集まるイベントや、学校関係の行事でもお手伝いをしています。

災害医療への取り組み

副院長　救急科
冨岡　譲二
（とみおか　じょうじ）

日本救急医学会専門医・指導医・評議員、日本臨床救急医学会理事、日本中毒学会理事、日本外傷学会外傷専門医・評議員、社会医学系専門医協会専門医・指導医、日本DMAT隊員(統括DMAT資格有)、JATECインストラクター、MCLSインストラクター・管理世話人、日本中毒学会認定クリニカル・トキシコロジスト、EMERGOシニア・インストラクター、MCLS・CBRNEインストラクター

救急と災害の違いとは

救急医療と災害医療の違いをご存じでしょうか？

一般的には、「救急」とは「日常業務が中断され、何らかの対策を講じなければいけない状態」、「災害」とは「救急事態のうち、損害がその地域だけでは対処できず、外部からの援助が必要な状態」とされています。すなわち、「自分たちだけで対応できる」のが救急であり、「誰かの助けを借りないと対処できない」のが災害なのです。

「自助」「共助」「公助」

それでは、この「助け」はどこから来るのでしょうか？

この「助け」について、よく使われるのは「自助」「共助」「公助」という言葉です。

自助とは、自分自身・自分の家族・自分の職場の命を自分たちで守る備えをすること、共助とは、近隣がお互いに助け合うこと、公助とは、市町村や都道府県、警察・消防といった公的機関による救助・支援のことです。

当院は、救急医療だけではなく、災害医療にも力を入れており、「自助」「共助」「公助」のすべてに取り組んでいます。

米盛病院の「自助」

当院は、国が定めた「災害拠点病院」に指定されています。災害拠点病院は、大規模な災害が起こっても診療ができるようなしっかりした建物で、衛星を用いた通信ができ、水・食糧・燃料・医薬品などを十分備蓄し、ヘリポートを備えていることが必須条件ですが、当院はこれらすべてを満たしています。

さらに当院の「米盛ラーニングセンター」（学習施設）の講堂には、非常電源や酸素の配管があらかじめ導入されており、災害が起こったときには講堂を臨時の病棟や避難所として使うことができるようになっています（写真）。

米盛病院の「共助」

当院では、病院内での災害対応訓練だけではなく、地元のコミュニティの方々との合同災害訓練や、桜島噴火を想定した災害対応訓練・鹿児島県総合防災訓練などに積極的に参加し、各組織・機関との協力を進めています。

また、南海トラフ地震と津波で大きな被害を受ける可能性がある高知県土佐清水市の医療機関との間で、当院が運航している民間医療用ヘリコプター「レッドウイング」を用いた相互応援協定も締結しています。

米盛病院の「公助」

当院には、厚生労働省に認可された災害医療援助チーム「DMAT（ディーマット：Disaster Medical Assistance Team）」があります。DMATは、災害発生直後から「EMIS（イーミス：Emergency

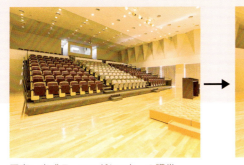 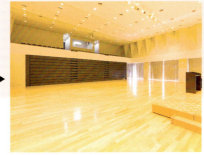 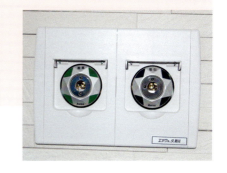

写真　米盛ラーニングセンターの講堂
1階と2階は276席の講堂です（左）。1階の座席は収納が可能となっており、災害時など多数傷病者が発生した場合の収容施設としても活用できます（中央）。壁には、酸素と吸引の配管が整備されています（右）

Medical Information System)」と呼ばれるインターネットの災害医療情報システムを用いた指揮命令系統下で被災地に派遣され、1チーム当たり48～72時間の活動を行います。活動内容は、瓦礫（がれき）の下に取り残された被災者に対する医療をはじめ、被災情報の収集、救護所での手当、被災地内の病院支援、医療機関からの患者避難、被災地内外への患者移送、避難所立ち上げと避難所での健康管理など、災害医療全般におよます。

　現在全国には1500チームを超えるDMATが活動しており、さまざまな災害に派遣されています。当院も、2015年からDMAT指定医療機関になっており、熊本地震の際には、3チームを現地に派遣しました。また、2017年3月からはDMAT活動専用の車両「DMATカー」を導入しました。

　さらに、当院は、国際災害にも貢献しています。当院には、わが国の公的な災害医療援助チームである「国際緊急援助隊医療チーム」の隊員が複数在籍しており、最近ではフィリピンでの台風災害、ネパールでの地震災害に派遣されました。このような活動の経験は、国内での災害時にも役立つように院内で共有するようにしています。

一言メモ

DMAT専用車両「DMATカー」とは

　DMATには「自己完結」が求められます。

　自己完結とは、現地で活動する間に必要な物は各チームで準備し、被災地に負担をかけないということです。

　必要な物とは、1チームの隊員が活動できる時間（48～72時間）に使用する医療資器材や薬剤、チームで消費する水や食料、宿泊用テントや寝袋、移動手段までをも含みます。

　従来、このような資器材の運搬や人員の移送には、DMATが所属する医療機関所有の救急車や一般の乗用車などが用いられてきました。

　当院では2017年3月に、DMATの活動支援に特化したDMAT専用車両を導入しました。九州地区には今までこのようなDMAT専用車両を導入した医療機関はなく、当院が導入した「DMATカー」が九州で初めての本格的な専用車両といえます（2017年3月末現在）。

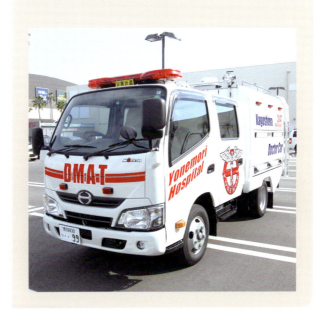

24時間救急相談ダイヤル
─急な頭痛、胸痛、腹痛、けがのご相談は#7099へ

救急調整室　主任
井手　涼太（いで　りょうた）

救急調整室　主任
上田　広人（うえだ　ひろと）

皆さんは、急に頭が痛くなった、胸が苦しい、お腹がひどく痛むなど、突然に起こった症状で心配になったことはありませんか？

そんなとき、「病院へ行った方がいいのか？」「どこの病院へ行ったらいいか？」などとお困りになることがあると思います。そのようなお悩みを解決するため、当院では「24時間救急相談ダイヤル」を始めました。

救急相談ダイヤルとは？

消防庁が取り組んでいる「救急安心センター事業（#7119）」にならい、当院では「#7099」の番号で「24時間救急相談ダイヤル」を開設しています（図）。

急な病気やけがでお困りの際は、「#7099」にご連絡ください。私たち救急救命士が24時間365日いつでも対応します（写真1、2）。今すぐに救急外来を受診した方がいいか、応急手当で様子をみてもいいのか、場合によっては急いで救急車を呼んだ方がいいこともありますが、病態に合った適切な方策を伝えていますので、お気軽にお問い合わせください。

急な体調不良の相談を適切に判断

今までかかってきた相談ダイヤルの例

症例①

お母さんから、「子どもが服薬後から全身が赤くなって、かゆみと息苦しさが出てきたのですが、病院を受診させた方がいいですか？」という内容の相談がありました。

お話をうかがうと、「薬は、いつも子どもが使用しているもので、今までこのような症状はなかったのですが、今日だけ急に症状が出てきて、時間とともに赤みが全身に広がっている感じがあります」とのことでした。

このお話から、電話を受けた救急救命士は、薬によるアレルギー症状の一種である「アナフィラキシーショック」ではないか？と考え、すぐに救急車を呼ぶように伝えましたが、電話口では、本当に救急車を呼ぶ必要があるのかどうか、迷われていました。「アナフィラキシーショックは、重症になると命にかかわる場合もありますので、急いで救急車を呼んでください」と再度伝えました。

その後、救急車で病院へ搬送され、迅速な救命処置が行われたことにより、一命を取り留めることができました。

症例②

ご本人から、「お昼ご飯を食べた後、急にお腹が痛

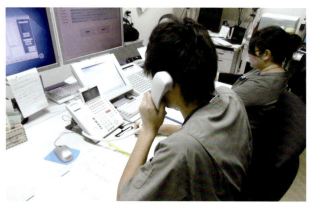

写真1　救急相談ダイヤル対応の様子
救急救命士が24時間365日対応しています

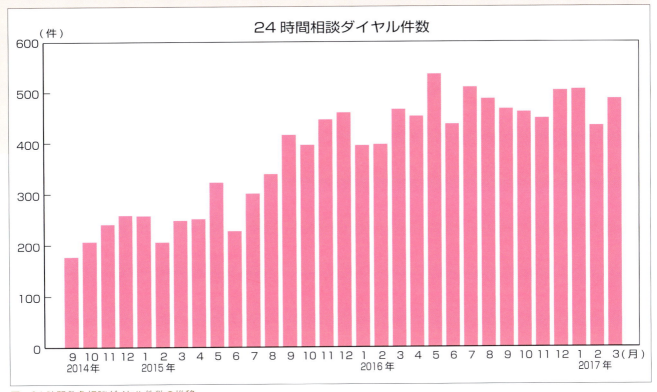

図　24時間救急相談ダイヤル件数の推移
当院が鹿児島市与次郎に移転開院した2014年9月以降、相談件数は増加傾向にあり、2016年3月までに11,000件以上の相談を受けました

くなった。気分が悪く、吐いてしまった」との相談を受けました。

　ご本人の意識状態も悪そうだったので、すぐにご家族に電話を代わってもらったのですが、直後にご本人はその場で倒れてしまいました。急いでご家族に救急車を呼んでもらい、「倒れたけれど会話はできる」などの状態を確認し、救急車の到着を待つように伝えました。

　その後、病院へ搬送されて、十二指腸という部位からの出血があることが判明しました。すぐに緊急手術を行い、今では無事に退院され、以前と変わらない生活を送られています。

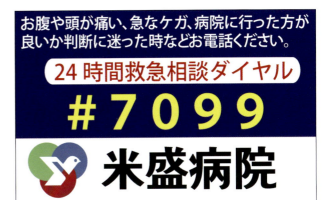

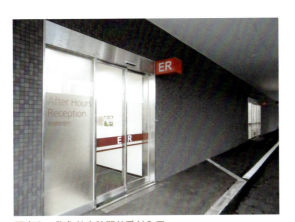

写真2　救急外来時間外受付入口
18:00以降は正面玄関ではなく時間外受付からお入りください

一言メモ

応急処置「RICE」とは？

　足首や手首を捻挫(ねんざ)すると痛いですね。そんなときは、「RICE」を試してみてはいかがでしょうか？

R (Rest) 安静にする：体の修復作業が早まります。
I (Ice) 冷却をする：痛みを減少させることができます。
C (Compression) 圧迫をする：腫(は)れや炎症をコントロールすることができます。
E (Elevation) 挙上(心臓より高い位置)する：腫れや炎症を抑えることができます。

救急科→整形外科→リハビリの連携
——初期治療から根治治療、退院まで（地域連携）

副医局長　救急科
倉田　秀明
BLS provider、
ABLS provider、
FCCS provider、
PFCCS provider

医療福祉連携室　室長
橋本　千代

リハビリテーション科
三石　敬之

日本リハビリテーション医学会指導医・リハビリテーション科専門医・認定臨床医、日本摂食嚥下リハビリテーション学会認定士・評議員、福祉住環境コーディネーター2級

救急科受診から退院まで

当院では、24時間いつでも、救急科と整形外科が連携を図り、外傷診療を行っています。

たとえば、転倒して手足を骨折し、夜間にER外来を受診した患者さんや、交通事故で脊椎を骨折し、救急車で搬送された患者さんなどは、まず最初に救急医が診療します。骨折の診断はもちろん、その影に内科的な疾患が隠れていないか、全身に緊急性のある状態がないかなどをチェックします。全身状態が不安定で、血圧が低い場合や酸素状態が悪い場合は、救急科が主治医となり、ICU（集中治療室）やHCU（準集中治療室）で全身管理を行います。

全身の状態が安定していれば、速やかに骨折治療を整形外科医に引き継ぎます。

手術が必要な場合はそのまま入院となり、入院後の計画（たとえば、手術に際して心臓や脳など、全身麻酔を行うにあたっての危険性の評価など）を立案、手術についての説明を行い、疑問点や問題点を解決した上で手術を行います。

そして、手術前から当院のリハビリテーションスタッフが手術に備えるためのリハビリを開始していきます。手術後は、さっそくリハビリを再開し、早期社会復帰、自宅退院を目指していきます。

ご自宅への退院が難しい場合や介護保険の見直しが必要な場合には、当院医療福祉連携室のスタッフが、転院先の調整や施設の紹介、介護保険の申請のお手伝いなどをしています。

当院にも関連のリハビリテーション施設（写真3）がいくつかありますので、そちらへの転院の手続きなども行っています。退院後は、外来通院が必要となりますが、ご希望に合わせて自宅から近い病院への紹介なども可能です。

このように当院では、救急医療から根治治療である整形外科手術、その後のリハビリテーションまでを、充実した設備・人員のもと、一貫した医療を提供することが可能となっています（写真1）。

超急性期から始まり在宅復帰までシームレスに行われるリハビリテーション

リハビリテーションは症状が落ち着いてから行われるイメージが強いと思いますが、決してそうではなく、ICU（写真2）に入室するような全身状態が悪い時期からでも行います。

ベッド上で体を動かさない状態が続くと、肺炎や神経障害・関節拘縮・調節障害・認知機能障害などさまざまな合併症が生じます。これをできる限り予防するのがリハビリテーションです。全身状態が悪くても医学的な管理のもと、可能な範囲で離床します。

リハビリテーションは入院初期（超急性期）から退院までシームレスに（切れ目なく）行われます。そのために超急性期から「この患者さんの病態が将来改善したときに、どのような生活を送ることになるか」を常に想定しながら、そのゴールを見据えた介入を行い

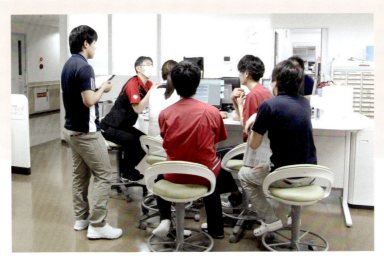

写真1　カンファレンスの様子
医師、看護師、リハビリスタッフ、介護支援専門員など多職種で連携を図りながら、患者さんの退院までをサポートします

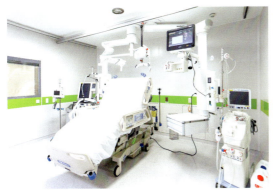

写真2　ICUはすべて個室になっており、早期離床を促すリフトが設置されています

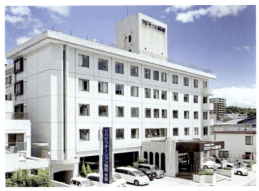

写真3　関連施設のリハビリテーション病院米盛（2018年夏に米盛病院敷地内に移転予定）。回復期リハビリテーション病棟と療養病棟があります

ます。ICUのベッド上でさまざまな医療機器が取り付けられている状態では、将来の生活が見えにくいと思われがちですが、当院ではその段階から、体が改善したときに生活上・医学管理上、何が困るかを予測します。それを解決するためには、何を目的にどのような訓練を行う必要があるかを考え、さらにどのような生活支援・社会復帰支援が必要になるかを予測し、常に先回りしながら対策を考えた介入を行います。

全身状態が落ち着くと本格的な訓練の時期になりますが、機能訓練は当然のこと、この時点で具体的な住環境や介護力・仕事の内容・通勤手段などの情報を得て、退院時に何が必要かを整理した上で、患者さんの能力の向上と環境整備を行います。

退院が近づくと、より具体的な生活環境・就労環境の調整が必要になるため、患者さんと周囲の関連する方たちを交えた話し合いも行い、入院生活とのギャップが生じないような準備をします。

リハビリテーションは、救急搬入された時点ですでに始まっています。また、その時点から退院後の生活を予測して、さらに心身の状態に応じた修正を常に繰り返しながら、さまざまな介入をそれぞれの患者さんに応じて行うものなのです。

一言メモ

入院時から退院後の生活を見据えてお手伝いをしています

入院されると、今後の生活について不安を感じることも多いと思います。当院では、退院後どのような生活を送りたいかを患者さんやご家族と十分に話し合い、ご意向に沿った支援を心がけています。

自宅に退院されるときは、ケアマネジャーや行政など、患者さんにかかわる方たちと密に連携を図っています。また、リハビリの継続や療養など、目的に応じた医療機関・施設の紹介も行っています。

退院後の生活をよりイメージしていただけるよう、入院中に、看護師による健康管理や処置・介護方法の指導、リハビリスタッフによる日常生活動作の指導や福祉用具・住宅改修の提案も行っています。また、栄養指導や服薬指導など各職種が協働で支援します。安心して退院後の生活につながるように、各専門職が患者さんや家族の目標を共有し、チームで支援しています。

米盛病院での一般外科手術

救急科
榮福　亮三（えいふく　りょうぞう）

日本外科学会外科専門医、日本救急医学会専門医、日本DMAT隊員(統括DMAT資格有)

当院救急科は2013年4月に開設しました。

翌年4月から2人の外科医が常勤となり、外傷手術以外の急性期疾患に対しての一般外科手術にも取り組んでいます。

また、救急車で来院した患者さん、整形外科に入院した患者さんの入院後の疾患発症に対して、主に手術を行っています。

2014年4月以降に当院で行った一般外科手術（胆嚢摘出手術、自然気胸手術）について説明します。

胆嚢摘出手術の適応は

胆道（胆汁の流れ道）の中に石ができる病気が胆石症であり、胆嚢内に石ができると胆嚢結石といいます。

胆嚢結石は無症状で経過することも多く、死ぬまで発作が起きない人もいます。一方で胆石発作や胆嚢炎を併発し、上腹痛・背部痛や発熱・吐き気などの症状を起こすことがあります。また、胆嚢結石が胆管に落下して総胆管結石となって胆管炎、膵炎を併発することもあります。症状を伴う胆石症について、原則として手術をお勧めしています。逆に胆嚢内に結石があっても、症状がないまま経過する方もたくさんあり、その場合は手術の必要はありません。

また、石がなくても胆嚢炎を起こす無石胆嚢炎は痛みや発熱の原因となるため、胆嚢摘出術が必要となることがあります。

これらの病気は内科的治療（絶食、抗生剤治療）で症状が改善することもありますが、再発の可能性もあり、悪化すると敗血症などの命にかかわる病気になることもあるため、手術をした方が安全であると考えています。

また、胆嚢ポリープもこの手術の対象になる場合があります。胆嚢ポリープは、コレステロールでできた非腫瘍性の病変であることが大部分ですが、大きさが1cmを超えると良性腫瘍やがんである可能性が高くなりますので、胆嚢摘出術を行います。

1. 腹腔鏡下胆嚢摘出術

腹腔鏡下胆嚢摘出術では、腹部に4か所（約1cm）の穴を開け、カメラや手術機械を腹腔内に挿入し、テレビモニターに映った画像をみながら、胆嚢を摘出します（写真1）。現在、胆石症治療の主流となっています。

麻酔は全身麻酔が必要です。開腹胆嚢摘出術より手術時間はかかりますが、痛みが軽度で回復も早く、傷もほとんど目立ちません。合併症がなければ約1週間で退院が可能です。

2. 開腹胆嚢摘出術

開腹胆嚢摘出術は、炎症や癒着が強い場合や、がんを合併している疑いが強いときに約15〜20cm切開し、直接腹腔内を観察し胆嚢を摘出します（写真2）。

腹腔鏡手術を行う場合も、手術途中で癒着が強固で困難な場合や、出血のコントロールが困難と判断した場合は、開腹胆嚢摘出術へ移行することがあります。

開腹手術では胆嚢を取るだけでなく、病気の種類によっては胆管を開いたり、胆管を合併切除することも行います。

胆嚢摘出のみであれば、術後約1〜2週間で退院

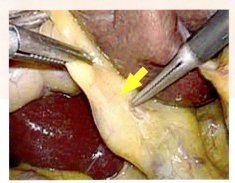
写真1　腹腔鏡下胆嚢摘出術

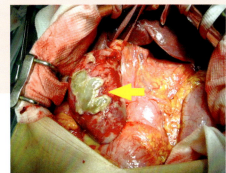
写真2　開腹胆嚢摘出術

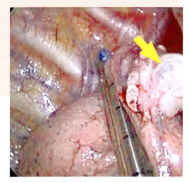
写真3　胸腔鏡下ブラ切除術

が可能です。

自然気胸手術の適応は

　気胸は、10歳代後半〜30歳代のやせて胸の薄い男性に多く発症します。肺の一部が、ブラと呼ばれる袋になり、穴が開き空気が漏れることで発症します。破れた穴は自然閉鎖することもあるのですが、穴がふさがらず、空気が漏れ続けると肺はしぼんでしまい、呼吸困難や胸の痛みを自覚します。

　自然閉鎖する場合でもしばしば再発を起こします。空気が大量に漏れ続けると肺がしぼみ、心臓を圧迫するとショックになることがあります。

　軽度の気胸では、手術をせずに経過観察するだけで自然閉鎖しますが、中等度気胸や高度気胸のときは、入院し胸腔ドレナージを行います。胸腔ドレナージとは、胸腔に溜まった空気や血液などを外に排出することです。具体的には、胸部の皮膚・筋肉・胸膜に局所麻酔を行い、細い管を挿入し漏れた空気を外に排出します。管の先には排出した空気や血液を溜めるバッグをつないでおきます。逆流しないような工夫がされており、ドレーンバッグを持ってトイレに行ったり歩いたりすることが可能です。

　X線などで、肺がふくらみ、管からの空気漏れがなくなったのを確認したら、管の抜去を行います。管の抜去後、肺のふくらみが良好であれば退院です。気胸の問題点は、再発することです。再発させないためには根本原因であるブラを切除しなければなりません（写真3）。

　ブラを切除する外科治療には、小切開した穴から挿入した内視鏡でテレビモニターを見ながら行う胸腔鏡手術と、直接胸を切開する開胸手術があります。

　胸腔鏡下手術では、胸に2cmほどの切開を3か所行い、ここから照明付きカメラ（胸腔鏡）と肺を持つ道具、肺を切る道具を挿入します。

　気胸の手術は通常は胸腔鏡下手術を選択することが多いです。病変が多発するときや広範なときは、胸腔鏡補助下手術や開胸手術で行うこともあります。全身麻酔が必要です。

　肺の病変部を切除して、手術後の液体や空気を外に出すように胸腔ドレナージをして手術を終了します。

一言メモ

侵襲が少ない最近の外科手術

　最近の外科手術はできるだけ傷を小さく侵襲の少ない鏡視下手術が多くなっています。侵襲が少ないと入院期間も短くなり日常生活に戻るまでの期間も短くなります。

　しかし安全が第一だと考えていますので胆嚢炎など炎症がひどく鏡視下手術が無理と判断した場合は、すぐに開腹手術に移行することが大事だと考えます。

胸腹部外傷の治療

救急科
榮福 亮三（えいふく りょうぞう）

日本外科学会外科専門医、日本救急医学会専門医、日本DMAT隊員(統括DMAT資格有)

事故などで発生する腹部外傷

　腹部外傷とは、交通事故や転落事故などにより腹部に外傷が発生することをいいます。

　発生頻度は全外傷の約2～3%と多くありませんが、腹腔内（ふくくうない）臓器に損傷を受けると重大な損傷を引き起こし、場合によっては多量の出血により死に至ることもあります。腹部の外傷もほかの部位の外傷と同様に受傷機転（いつどのような状況でどんな傷を負ったか）により鈍的外傷（打撲、骨折など）と鋭的外傷（刃物などによる刺し傷、切り傷）に分けられます。

　国内においては、交通事故や転落外傷による鈍的外傷が多く、刃物などで刺されたことによる鋭的外傷は比較的少ないです。

　腹部の中でも受傷部位（図1）によって腹腔内の損傷を受ける臓器が異なります。大きく分けると血管や肝臓、脾臓（ひぞう）などの実質臓器を損傷することによる出血に対する治療、腸管などの消化管損傷による腹膜炎に対する治療が必要となります。消化管損傷が原因となる腹膜炎に対する治療は比較的時間の猶予がありますが、血管損傷に伴う出血に対する治療は、放置すると大量出血になり、血圧低下、ショック状態となるので迅速な治療が必要となります。

　このため当院ではハイブリッドERを設置し、診断と治療がより迅速にできるような設備を整えています。

腹部外傷の症状、診断、治療

症状

　主な症状は腹痛ですが、多発外傷によって頭部外傷があり意識障害を伴う場合には、患者さんは症状を訴えることができず診断が遅れることがあります。

　出血や腸管損傷でも腹痛は起こりますが、出血が進行している状態になると血圧低下、腹腔内出血による腹部膨満（ぼうまん）などの症状があり、迅速な対応が必要となります。

診断

　外傷に対する診断はJATEC（外傷初期ガイドライン）という基準に沿って外傷の発生状況や経過、バイタルサイン（意識、呼吸、体温、脈拍などの生命のサイン）、全身状態の観察、腹部所見の診察により行います。

　次に腹部エコー検査にて腹腔の観察を行い、腹腔内の出血の有無について確認します。さらに腹部CT検査を行い、臓器損傷の有無を確認。次に造影CT検査にて活動性出血の有無などについて、さらに詳しい検査を行います。

　造影検査は人によってはアレルギー反応を起こすこともあるため、検査に際して検査の同意書が必要になりますが、ショック状態など緊急の場合は検査を先に進めることもあります。同時に血液検査を行い貧血、炎症所見の有無、肝機能障害、腎機能障害の有無についても確認し、出血による貧血を認める場合は輸血を

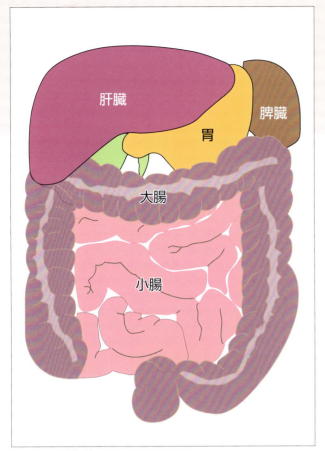

図1　腹腔内解剖図

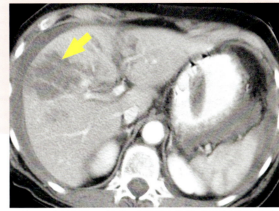

写真1　腹部造影CT検査。肝損傷と腹腔内出血を認めます

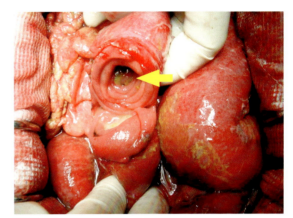

写真2　外傷性腸管損傷。小腸完全断裂を認めます

迅速に行う必要があります。

治療

1．腹腔内出血に対する治療

　腹腔内出血に対する治療は患者さんの状態にもよりますが、大きく分けて保存的治療（投薬・点滴など）、血管内治療、手術治療があります。

　腹部造影CT検査（写真1）を行い、活動性の出血がないときは保存的治療が選択されます。活動性出血があってもショック状態ではなく状態が安定しているときは血管内治療（経カテーテル的動脈塞栓術）を行います。

　患者さんの状態がショック状態を呈しており、不安定な場合や血管内治療にて止血が困難な場合については開腹手術が行われます。

　開腹手術では、損傷部位からの出血に対して血管結紮などの確実な止血を行いますが、出血部位が判明せず時間的余裕がない場合はガーゼ圧迫などによる一時的止血後に仮閉腹を行う場合があります。

　出血が多量になると、血小板など血を固めるための凝固因子が消費され、開腹により低体温にもなるので手術が長引くことで出血傾向が助長されます。

　短時間に止血処置を行い閉腹し、集中治療室で加温、輸血などにより状態を回復させることで救命率があがることが証明されており、この治療法をダメージコントロールサージェリーと呼びます。

2．消化管損傷に対する治療

　消化管に損傷がある場合は、保存的治療では困難であり手術治療が必要となります（写真2）。

　大腸内には糞便があるため、大腸損傷では腹腔内の汚染程度が広く、小腸損傷に比べると、予後がかなり違ってくることがあります。

　基本的治療としては、手術による損傷部位の単純な縫合閉鎖や、損傷部位が大きければ切除し、残った部位の吻合が必要になる場合があります。

　大腸損傷では、肛門に近くなるほど腹腔内の汚染がひどくなりますので、吻合するだけでは縫合不全の危険性が高くなるので、人工肛門を増設することがあり

ます。

　腹腔内へ糞便が多量に漏れ出た状態では、腹膜炎を併発していますので、大量の生理食塩水で腹腔内を洗浄した後に、体外へ排出するための数本の管（ドレーン）を腹腔内に留置した状態で管理することが必要となります。

胸部外傷も事故などで発生

　胸部外傷とは、交通事故や転落外傷、転倒などにより胸部に外傷が発生することをいいます。

　大きく分けてナイフや包丁などによる穿通性外傷と、交通事故や転落などによる鈍的外傷です。

　国内では鈍的外傷の割合が多く、軽傷の打撲から一刻を争う重症外傷まで多岐にわたり、胸部には心臓、肺などの生命にかかわる重要な臓器（図2）があり、損傷を受けると死に至ることもあります。

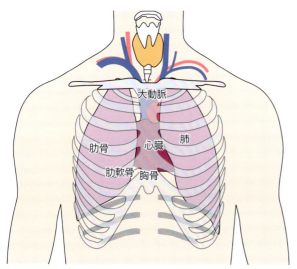

図2　胸部内臓の解剖図

　肺自体が損傷を受けることによる呼吸障害や骨折、血管損傷に伴う出血による出血性ショックに対しては、迅速な対応が必要となります。

腹部外傷の症状、診断、治療

症状

　主な症状は疼痛ですが、肺損傷や血気胸などを伴うと呼吸困難の症状が起きます。

　また出血によるショック状態を呈していると、意識がない場合もあります。

診断

　外傷に対する診断は、JATEC（外傷初期ガイドライン）に沿って外傷の発生状況や経過、バイタルサイン、全身状態の観察、胸部聴診、触診などで行います。

　胸部X線、エコー検査にて気胸の有無、血胸の有無を確認し、さらにCT検査にて活動性出血の有無、大血管損傷などを確認します。同時に血液検査にて貧血の程度を確認します。

治療

1．肋骨骨折、胸骨骨折

　肋骨骨折（図3）は胸部外傷の中で最も多くみられる損傷です。

　肋骨骨折の治療は、大半は手術治療は必要でなく保存的治療にて改善します。

　1本の肋骨が2か所以上で骨折した場合は、フレイルチェストといい、呼吸するたびに胸壁が動揺することから呼吸状態が悪くなるため、人工呼吸器による治療が必要となり、外科手術にて肋骨を固定することが必要になることがあります。

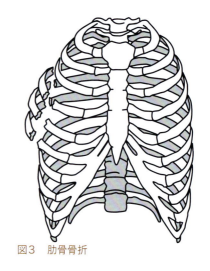

図3　肋骨骨折

2．外傷性血気胸

　外傷性気胸（図4）は、肺が損傷を受け、肺から胸腔内に空気が漏れ出た状態です。

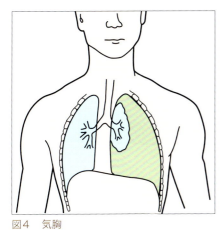
図4　気胸

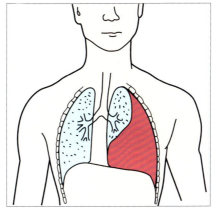
図5　血胸

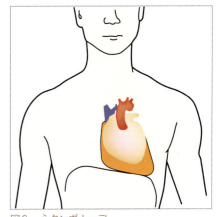
図6　心タンポナーデ

　胸腔内に空気が漏れ出ることで、肺は縮んで虚脱し呼吸困難となります。増悪すると心臓を圧迫し血圧低下となり死に至ることもあるので、迅速な対応が必要です。体の表面から胸腔内へ大きな管を外科的に挿入し、胸腔内の空気を外に出し、肺を広げることで呼吸状態は改善します。

　空気の漏れは、自然に閉鎖することが多いのですが、手術により損傷部を修復する場合もあります。

　外傷性血胸（図5）は、肋骨骨折部位からの出血、肺自体からの出血による胸腔内に血液が漏れ出ることで、肺は虚脱し、呼吸困難となり、出血による血圧低下、ショック状態を呈することもあります。

　気胸の場合と同じように体の表面から管を挿入し、肺を広げることで呼吸状態は改善しますが、出血が持続している場合は出血部位をみつけ、止血する必要があります。

　自然止血することが多いのですが、経皮的血管内治療や開胸手術による治療が必要な場合もあります。

3．心損傷

　心損傷は、鈍的外力（外側からの圧力）により心臓が強い衝撃を受け、心筋組織のダメージにより心筋組織が断裂、浮腫を起こし心臓機能障害を起こします。

　その多くは、特別な治療は必要でなく保存的治療にて症状は軽くなります。

　まれに心タンポナーデ（図6）といって、心臓と心外膜の間に大量に液体が溜まり、心臓の拍動がうまくいかない状態を発症し、治療が必要な場合があります。刃物などによって刺された穿通性外傷による心損傷の場合は、一刻も早い手術治療が必要になりますが、最悪の場合は出血多量により病院到着前に死亡することもあります。

> **一言メモ**
>
> ### 瞬時の判断を要する外傷の手術
>
> 　外傷の手術は定型的な手術と異なり、その場での瞬間的で的確な判断が求められます。そして、その判断をするためには迅速で正確な診断が必要と考えています。
>
> 　CT検査、血管造影検査、手術を患者さんを移動させることなく同じベッドの上で行うことが可能な当院のハイブリッドシステムは、非常に有用であると考えています。

米盛病院内科の果たす多様な役割

総合内科
松木薗 和也(まつきぞの かずや)

日本内科学会認定内科医・総合内科専門医・専門医部会九州支部会長、日本プライマリ・ケア連合学会指導医、日本病院総合診療医学会専門医、ICD制度協議会インフェクションコントロールドクター、日本化学療法学会抗菌化学療法認定医、アメリカ心臓学会 ACLS EP/ACLS/BLS トレーニング・ファカルティー、NAEMT AMLS ファカルティー・GEMS ファカルティー、日本内科学会 JMECC ディレクター、日本救急医学会 ICLS ワークショップ・ディレクター、EMERGO シニア・インストラクター

内科の診療範囲は幅広い

当院内科の普段の診療の範囲です。以下のような多くの症状に対応します。

- 熱が続く
- 高熱が出る
- 熱の原因が思い当たらない
- 風邪(かぜ)をひいた
- 風邪がなかなか治らない
- 咳(せき)が出る、咳が止まらない
- 痰(たん)が出る、痰が汚い
- 痰に血が混じる
- 横になると咳が出る、夜中・明け方に咳(せ)き込む
- のどが痛い
- のどが痛くて物が飲み込めない
- 息が苦しい
- 歩くと苦しい・きつい
- 胸が痛い、しめつけられる
- 痛みが腕や顎(あご)にひびく
- 失神や気が遠くなる感じがする
- 脈がとぶ
- 動悸(どうき)がする
- 腹痛、下痢、便秘
- 便に血が混じる
- めまい
- 手足がしびれる
- 手足のふるえ
- 動きが少ない
- 手足が突っ張る
- 細かい動きができない
- 頭痛や頭重感(頭が重い)、肩こりがひどい
- 眠れない、寝つけない
- あちこちの関節が痛い
- 湿疹(しっしん)や皮膚の異常
- 体重が減った、体重が増えた、浮腫(ふしゅ)が出てきた
- 口が乾く、水を飲む量が多い

これらに限らず、特定の症状がはっきりしている場合もしていない場合も、また、どの科にみてもらったらいいか分からないという場合もご相談ください。

当科のコンセプトはお困りの症状に対して、可能な限り原因をみつけるように努めることです(図)。

そのほか、インフルエンザやノロウイルスなどの胃腸症状など季節性の疾患、流行性の疾患にも対応します。単に風邪と思っていても、上気道炎ウイルスによる症状である風邪そのものの場合もありますが、ウイルスによる疾患ではない場合もあります。皆さんが「風邪」と表現するものでも、医療者側からみると実に幅広いのです。医療者はそれらを一つひとつ見分けるといった診療活動を行っています。

内科は各科との調整役

何科を受診したらいいのか、どこに相談すればいいのか分からずにお困りの場合は、まず、当科で対応させていただきます。ほかの診療科やほかの医療機関への紹介が必要な場合にはこちらで手配することもあります。

患者さんからお話を聞き(問診や病歴聴取といいます)、診察、必要があれば検査やX線・CTなどの画像検査を行います。場合によってはその日のうちに診断

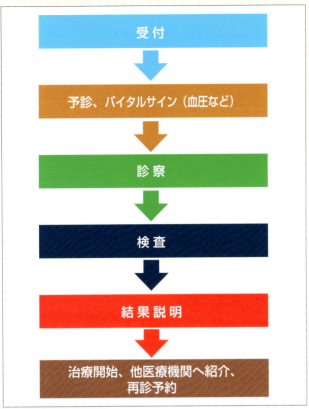

図 診療の流れ

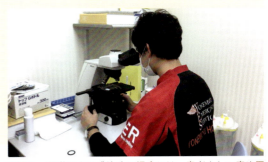

写真1 細菌による感染症の場合には、患者さんの痰や尿などの検体を顕微鏡を使って検査する場合があります。院内で常時検査を行えるため、効果的な診療が効率よくできています

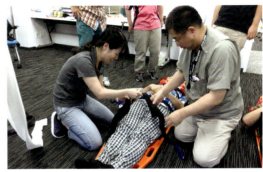

写真2 背中の曲がった高齢の方が搬送される際、背板に固く固定されるときの痛さを体験する研修も行っています

結果をお伝えして治療方針を相談することも可能です（写真1）。外注検査では1週間程度を要することもあり、その場合は後日再診の予約を取ります。

　検査の場合、ありとあらゆる検査を受けてもらうのではありません。前述の問診や診察などにより、どこにどんな異常があるのかを推定し、確定させるためです。あるいは可能性は低くても見逃してはいけない重大な疾患の有無をしっかり確認できるように、十分な情報収集が欠かせません。結果が当院で対応できない疾患の場合は適切な診療科や医療機関に連絡し紹介するなど、必要な対応をします。内科を専門とする医師は各臓器専門科との橋渡し役を担う場合も多く、普段から関係各所と連携を保っています。

　2025年問題としても知られるように、日本は世界の中でも早く超高齢社会を迎えます。

　私たち内科スタッフも日々、高齢の患者さんのケアをしています。高齢の患者さんはどこか1つの臓器だけが悪いということはむしろ少なく、複数の臓器に問題を抱えていることがほとんどです。それらを調整することが不可欠です。認知症はもちろん、さまざまなことで相談を受け付けています。さらに医療の範囲だけでなく、必要に応じて介護にかかわるご相談も、その内容が解決に向かうようお手伝いします（写真2）。

　当院では日本内科学会の総合内科専門医、日本プライマリ・ケア連合学会の指導医、日本病院総合診療医学会などの専門医のような広範囲の指導医資格所有者が在籍しています。加えて、サブスペシャルティと呼ばれる専門診療科では循環器、消化器内視鏡、リウマチの専門医が対応しています。どうぞ安心してご相談ください。

一言メモ

「総合内科」と「内科」「一般内科」「総合診療科」「総合医」はどう違うのですか？

　基本的には同じです。内科とは、大まかに言うと「外科ではない診療科」です。内科の中でも、循環器内科、消化器内科、糖尿病内科など「内科」の前に臓器名や診療内容の名称がつく場合にはそれぞれの専門家(スペシャリスト)であることを表しています。それに対して「内科」という表現はこれといった特定の領域に限定しない診療科です。英語では General Internal Medicine、General Physician と表現しますが、「General」を「一般」と訳すか「総合」と訳すかの違いでしかありません。NHKテレビの「総合診療医ドクターG」が有名です。

安全に安心して手術を受けていただくために（術前検査）

循環器内科
新村　英士（にいむら　ひでし）

年間2500件以上の手術を安全に！

当院では整形外科を中心に救急外傷外科、消化器外科、脳神経外科など年間2500件以上（2016年度）の手術が行われています。手術というのはメスや外科的機器を用いて患者さんの体を切開して医師が直接、悪い部分（患部）を切り取ったり（切除）、元通りの形に戻したり（修復）する行為のことです。悪いところを治すためとはいえ、体に傷をつける行為ですので、患者さんの体にはそれなりに肉体的負担がかかってきます。そのような肉体的負担に耐えられる体なのか？また、手術に伴ってどのようなトラブル、合併症などが起きることが予想されるのか？が問題になってきます。あらかじめ起きそうなトラブルが予想できれば、それに対する万全の準備をして手術に臨めます。

このようなことをあらかじめ調べて、患者さんに安全に安心して手術を受けていただくために、術前検査を行っています。

術前に行う検査内容

どのような検査があるのか紹介します。

1. 血液検査：一般的な健診などでも行われる検査です。血液検査は、肝機能、腎機能、糖尿病、脂質異常症、貧血、感染症、血液型、電解質異常、内分泌異常など「手術に耐えられる体なのか？」を知るために基本的な情報を数多く得られる重要な検査です。この検査を正確に受けていただくためには採血検査を受ける前日の飲食は午後9時までに済ませて、それ以降は水を飲む程度で食事などはしないで来院して検査を受けてください。

2. 尿検査：腎機能異常、尿糖、尿蛋白（たんぱく）、尿潜血などを調べます。

3. 心電図検査：心臓のリズムに問題がないか、心臓肥大などの所見はないか、狭心症や心筋梗塞（しんきんこうそく）などの疑いはないかなどを調べる基本的な検査です。

4. 胸部X線検査：心臓の大きさや形に異常はないか、大血管に異常はないか、肺に異常はないかなどを調べます（写真1）。

5. 心エコー検査：超音波を使って心臓の部屋の大きさ、壁の厚み、壁の動き方、弁の開き方・閉じ方、心臓内の血液の流れ具合、動脈硬化の様子などを観察する検査です（写真2）。

6. 呼吸機能検査：機械を口にくわえて息を吸ったり吐いたりすることによって肺活量、息の通り道（気道）の狭さなどを調べる検査です。

7. 下肢（かし）静脈エコー検査：膝（ひざ）、腰、股関節（こかんせつ）などが悪いと、痛みであまり歩かなくなったり1日中じっと座っていたりしがちになります。すると足の血管の血流が悪くなり脚の深いところにある静脈（下肢深部静脈）に血液の塊（かたまり）（血栓（けっせん））ができやすくなります。手術などがきっかけでこの血栓が静脈の壁から外れて流れていくと肺の血管に詰まって息がで

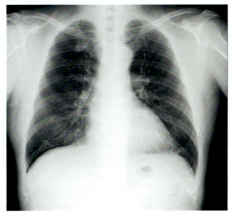

写真1　胸部X線

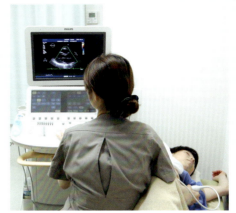

写真2　心エコー検査

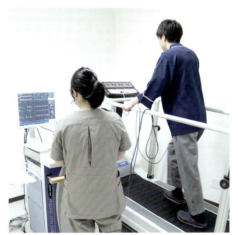

写真3　運動負荷心電図検査（トレッドミル）

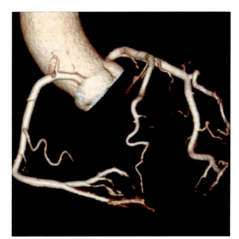

写真4　冠動脈CT

きなくなったり、最悪の場合は、命にかかわったりすることがあります（肺血栓塞栓症）。術前の検査で血栓がみつかった場合は手術の緊急度合いにもよりますが、待てる手術なら安全のために血栓を溶かす治療を先にして、血栓が消えたり、小さくなったりしてから手術を行います。

8．ホルター心電図検査：不整脈などが疑われるときに心電図の機械を24時間つけたままにして、心臓のリズムに異常な波形などが出ていないか調べる検査です。

9．運動負荷心電図検査：狭心症などの疑いがある場合、自転車こぎやトレッドミル（ベルトコンベアのような機械の上を歩く）などの運動をして、心臓にわざと負担をかけて問題が起きないかをみる検査です（写真3）。

10．心筋シンチ検査：狭心症、心筋梗塞などで心臓の筋肉に十分に血液が流れているかどうかを調べる検査です。

11．冠動脈CT検査：造影剤という薬を注射しながら心臓の血管をCTで調べる検査です（写真4）。

12．冠動脈造影検査：カテーテルという細い管を体の中に入れて心臓の血管（冠動脈）に造影剤という薬を直接注射しながら、心臓の血管の流れ具合や狭い場所をX線の透視動画で調べる検査です。これで狭いところがみつかると、程度によっては「心筋梗塞の治療」（10ページ参照）で詳しく述べている風船治療やステント留置などの治療を先に行うこともあります。

> 一言メモ
>
> ### すべての検査を受ける必要があるの？
>
> すべての患者さんに前述した検査全部を受けていただくわけではありません。医師の診察によってそれぞれの患者さんに必要な検査を適切に受けていただき、術中・術後に起こりうる危険の芽をあらかじめ摘み取って安全に安心して手術を受けていただくためです。

米盛病院の内視鏡について

外科　部長
畑　倫明
(はた　みちあき)

日本救急医学会専門医・指導医、日本外科学会外科専門医・指導医、日本消化器外科学会専門医・指導医、日本消化器内視鏡学会専門医・指導医、日本腹部救急医学会腹部救急暫定教育医・腹部救急認定医、社会医学系専門医協会専門医・指導医、日本DMAT隊員兼インストラクター(統括DMAT資格有)、JATECインストラクター、MCLSインストラクター、ATOMインストラクター、奈良県立医科大学非常勤講師

断らない救急のために —— 内視鏡の役割

　当院救急科の目標は「断らない救急」です。しかし、救急患者さんは断らないけれど、十分な治療ができないというのでは話になりません。そのためには、さまざまな疾患の救急患者さんに対応できるようにしておくことが大切です。

　これまで当院が得意としてきた「整形外科」「外傷」という領域以外に、現在では内科的な病気にも対応できるようになっています。内科的な救急というと、心筋梗塞や脳卒中などを思い浮かべる方が多いと思いますが、「吐血」や「下血」など命にかかわる胃腸の病気も忘れてはなりません。そして、胃腸の病気を診断し、治療するには「内視鏡」がなくてはならないのです。

検査だけなら経鼻内視鏡がお勧め

　緊急事態でないならば、胃の検査は鼻から細いカメラを入れて検査する経鼻内視鏡がお勧めです。口から入れる経口内視鏡は太い内視鏡です。また、経口内視鏡は舌の根元を通るときに「おえっ」という嘔吐反射を起こしてしまいます。ところが、経鼻内視鏡の場合は、舌の根元に触ることなく食道に入っていくので、嘔吐反射を起こしにくいのです。

　経口内視鏡の場合は、歯が当たると内視鏡が壊れてしまうので、マウスピースをくわえてもらって検査をします。一方、経鼻内視鏡はマウスピースは必要なく、話をすることができます。つまり、経鼻内視鏡は、あまり「おえっ」とならず、しかも、会話しながら検査を受けることができるのです。健康診断にはお勧めです。

　ただし、良いことばかりではありません。経鼻内視鏡は細すぎて、内視鏡を通して止血などのための処置器具を入れることができません。したがって、「血を吐いた」ということで、救急受診した患者さんには残念ながら使えないのです。ぜひ、元気なうちに検診に来てくださいね。

内視鏡でどんなことができるのでしょうか？

　経口内視鏡でできることには、もちろん限界がありますが、当院の内視鏡の性能ならば、食道静脈瘤からの出血を除き、ほとんどの消化管出血に対応ができます。

　内視鏡で止血する方法は、さまざまなものがあります。多くは内視鏡の中の管を通して、出血部に到達する細長い器具を用いて行います。特殊な注射針で出血部に止血剤を注射する、金属のクリップで血管を挟む、電気を通して組織を焼き固める、さらにはアルゴンプラズマと呼ばれるガスを噴射し通電して、あたかもレーザービームで組織を焼き固めるというようなこともできるのです。

　もちろん、出血などの緊急事態ではなく、胃の中に小さなポリープをみつけたような場合も、電気で焼き切って、ポリープを取ったりすることが可能です。

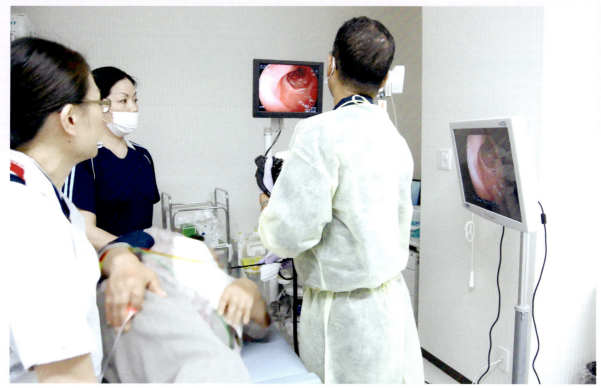

写真1　経鼻内視鏡検査の様子

当院では大腸内視鏡も行っています

当院では大腸内視鏡検査も行っています。大腸内視鏡は経口内視鏡と同じく、太い内視鏡を使用しますので、経口の胃カメラとほぼ同じ検査や治療を行うことができます。

また、当院の大腸内視鏡は通常X線透視室で行います。胃カメラの場合と違い、大腸内視鏡検査では同じような腸の光景がずっと続くので、どこまで入っているかを確認し、どの位置に病変があるのかをX線を使って確認することも時に必要になるからです。

「写真1」は経鼻内視鏡検査を行っている様子です。経鼻内視鏡を行うとき、患者さんは自分の専用モニターをみながら、検査を受けることができます。検査中に疑問があれば遠慮なく、「あの凸凹はなんですか?」などのように質問してくださいね。すぐにお答えいたします。

「写真2」は、X線で大腸内視鏡の位置を確認しているところと、大腸の写真です。大腸は奥の方に入って行くと、三角おむすび型にみえます。不思議ですね。

鹿児島市与次郎の地にできた新しい米盛病院には、内視鏡検査に精通したスタッフがいます。安心して検査・治療を受けてください。

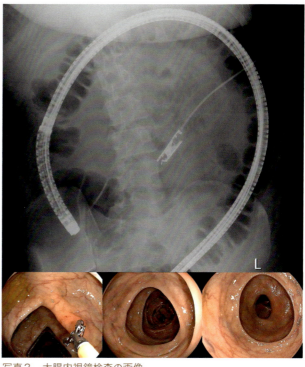

写真2　大腸内視鏡検査の画像

一言メモ

経鼻内視鏡で楽な検診

胃の検診には細い経鼻内視鏡がお勧めです。吐血などの場合は、内視鏡の中に処置具を通して使える太い内視鏡を使います。

大きな病気になる前に、経鼻内視鏡で楽に検診を受けておかれるのが良いのではないでしょうか?

骨折の診断と治療

医局長　整形外科
丸山　和人
日本整形外科学会認定整形外科専門医・認定スポーツ医

　私たちの体には約200個の骨があります。骨と骨は関節でつながり、骨についた筋肉が伸び縮みすることで関節が動きます。これが運動の基本です。

　転倒、転落、スポーツでのけが、交通事故などによって骨に大きな力が加わると骨折が起こります。骨折が起こると、痛み・腫れ・変形が生じ、関節の運動が十分に行えなくなります。また、骨折した骨や周囲の傷ついた血管からの出血により貧血を起こしたり、周囲の神経が損傷され神経麻痺を起こしたりすることもあります。

　骨折は、適切な治療と後療法を行えば、「高エネルギー外傷に対する緊急手術」（46ページ参照）で取り上げている重症の開放骨折を除き、多くの場合は日常生活に支障があるような機能障害は残りません。痛みが残ったり、関節の運動が制限されたりといった後遺症を可能な限り残さないためには、骨折を発見し、早い段階から適切な治療を開始することが大切です。

　けがをして骨折が疑われる場合は、すぐに整形外科を受診することをお勧めします。

骨折の診断は？

　変形など肉眼で骨折の存在が確認できることもありますが、打撲や捻挫でも痛みや腫れが現れるため、骨折の確認には画像検査が不可欠です。

1. X線検査

　多くは2～4方向の撮影により骨折を確認できます。比較的短時間で検査可能なため、整形外科の外来などで通常行う検査です。

2. CT検査

　骨折が強く疑われてもX線ではっきりしない場合は、CT検査を行うことがあります。骨の表面にある皮質骨という硬い組織の連続性が途絶えていれば骨折の診断がつきます。X線で骨折部が粉砕している場合などは、CT検査により骨折の状態を把握することもでき、また、最近では3D-CTにより立体的な画像で評価が可能となったため、手術法の決定などにも有用な検査です（写真1）。

3. MRI検査

　まれにCT検査でも骨折が確認できないことがあります。その場合は、MRI検査で骨折の確認を行います。骨の内部の出血や骨折線が画像の色の濃淡で確認できます。

　特に下肢の骨折であれば、体重がかかった際に骨折部がずれることがあるため、MRIまで実施して骨折の有無を正確に確認しておく必要があります。

骨折の治療法は？

1. 保存的治療

　骨折治療の基本原則は保存療法です。転位（骨折のずれ）が小さい場合や、転位があっても徒手的に整復（元の形態に近づけること）でき安定性が高い場合は、

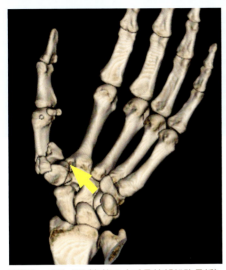
写真1　3D-CT（左第1中手骨基部粉砕骨折）

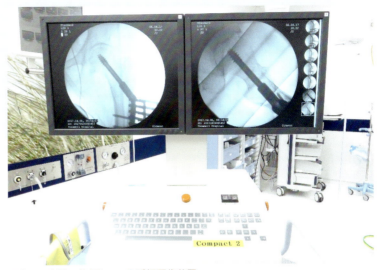
写真2　当院で使用している透視画像装置

ギプスや副木（ふくぼく）といった外固定での治療を行います。固定する範囲や関節の角度は骨折の部位・形態で決定しますが、固定する期間は年齢などを考慮し、また、X線で状態を確認しながら決定していきます。

2．手術による治療

骨折部位や年齢などにより治療の適応が多少異なりますが、骨折部の転位が大きく整復およびその保持が困難な場合は手術加療を行います。

固定には、鋼線、ワイヤー、スクリュー、プレート、髄内釘（ずいないてい）（骨内に挿入する金属の心棒）などの医療用内固定材料を用います。これらは材質や形状などが改良され、人体への影響もほとんどなく、良好な固定性が得られるようになってきています。

また、骨折の手術は通常透視画像装置を用いて行います（写真2）。この装置を用いることで整復状態、固定材料の設置位置やサイズ、固定後の安定性などの確認を行うことができます。

骨折の後療法は？

後療法の目的は、運動機能の維持と回復にあります。
私たちの筋力、関節可動域（関節が動く範囲）、骨の強度は、運動をすることで維持されます。つまり動かさなければ、筋力は低下し、関節の運動は制限され、骨は弱くなっていくということです。

早期に後療法を開始することは、運動機能がそれほど低下していない状態から機能回復を図ることになるため非常に大切です。痛み・腫れといった症状やX線での状態の経過に応じて、可能な限り早く段階的に後療法を行っていく必要があります。

訓練内容としては、初期は筋力増強と関節可動域の拡大が中心となります。補助的に温熱療法などを追加し、痛みの緩和を図ります。また、骨折部への負担を軽減する目的で装具を使用することもあります。

十分な筋力と関節可動域が獲得された後は、上肢（じょうし）であれば食事・洗顔・洗髪などの動作の訓練を、下肢であれば起立・歩行・階段昇降などの動作の訓練を開始し、元の生活への復帰をめざします。

一言メモ

骨折すると骨は強くなる？

骨は骨形成と骨吸収を繰り返してその形態を維持しています。これを骨の再造形（リモデリング）といいます。また、骨には形状を変化させないように成長するモデリングという機能があります。

骨折が生じた部位には修復作業が働き、一時的には元の骨より太くなることがありますが、リモデリングとモデリングという機能により骨折前の形態に戻っていきます。

つまり、骨折以前より骨が強くなるということはありません。

上肢の骨折・脱臼

医局長　整形外科
丸山　和人

日本整形外科学会認定整形外科専門医・認定スポーツ医

　ここでは上肢の代表的な骨折・脱臼と、当院における治療法を紹介します。

　上肢で頻度の高い骨折に橈骨遠位端骨折（手関節）がありますが、「骨粗しょう症と、骨粗しょう症に伴う脆弱性骨折における治療」（48ページ参照）で取り上げますので、ここではそれ以外の骨折について述べることにします。

1．鎖骨骨折

　転倒して手をついたり、肩を直接打ったりすることで生じます。受傷機転（いつ、どこで、どんなもので、どのように受傷したか）により鎖骨の折れる部位に違いがみられ、手をついた場合は中央部に、肩を打った場合は外側に骨折が生じます。

　頻度としては中央部の骨折が圧倒的に多く、全体の約80％を占めます。

　鎖骨は骨癒合しやすい骨であり、特に小児の場合は保存的（手術をしない方法）に治すことも多いのですが、骨折部が大きくずれて元の状態に戻せない場合は手術の適応となります。

　手術には、骨の中に鋼線を通して固定する方法やプレートをあてて固定する方法があります（写真1、2）。

2．肩関節脱臼

　外傷による脱臼の中で最も多く、全脱臼の約半数を占めます。その中の90％以上が肩関節の前方脱臼で、転倒により生じることがほとんどです。骨折を伴うことや、神経・腱の損傷を合併することもあります。

　X線で脱臼を確認し、通常は麻酔下に徒手的整復（元の形態に近づけること）を行います。整復後は周囲組織の修復を図るため、年齢により異なりますが1〜3週間程度の三角巾・バンドなどを用いた上肢体幹固定を行います。

　整復後の固定とその後のリハビリをしっかりと行わなければ、わずかな動作で簡単に脱臼を繰り返す反復性脱臼に移行することがあるため、脱臼整復後も定期的な診察を行っています。

3．上腕骨近位端骨折

　肩関節に近い部分の骨折で、転倒により生じることがほとんどです。転位（骨折のずれ）が小さいものは保存的に治療します。肩関節は関節可動域制限（関節が動く範囲の制限）を生じやすく、手術を行う場合は可能な限り小さな侵襲（体にかかる負担）で元に戻し強固に固定する必要があります。手術には骨の中に金属の心棒を通してスクリューで固定する方法や、プレートをあてて固定する方法があります。また、粉砕が強い場合は、人工の骨頭を挿入することもあります（写真3、4、5）。

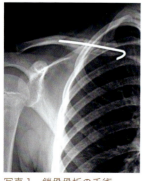

写真1　鎖骨骨折の手術
（鋼線による固定）

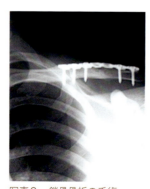

写真2　鎖骨骨折の手術
（プレート固定）

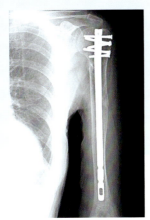
写真3 上腕骨近位端骨折の手術（髄内釘）

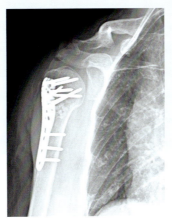
写真4 上腕骨近位端骨折の手術（プレート固定）

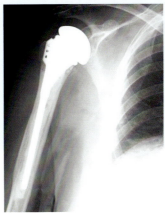
写真5 上腕骨近位端骨折の手術（人工骨頭挿入術）

4. 上腕骨顆上骨折（小児）

　肘周辺の骨折で、小児に多い骨折の1つです。転倒や転落で肘を伸ばしたまま手をついたときに生じることがほとんどです。骨折部の安定性が悪く、肘の変形を生じれば将来的に肘関節の成長障害や関節可動域制限が生じるため多くは手術治療を行います。

　また、骨折部のずれを残したまま時間が経過するとさまざまな合併症を生じる可能性があるため、当院では可能な限り受傷当日に手術を行うようにしています。

　手術は、内側と外側から鋼線2～4本を交叉刺入し、固定します（写真6）。

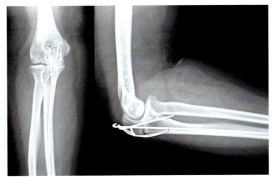
写真7 尺骨肘頭骨折（引き寄せ締結法）

6. 小児肘内障

　小児の手を引っ張った後や、寝返りをした小児が腕を巻き込んだ後に急に泣き出して手を動かさなくなることがあります。これは前腕にある橈骨という骨が、それを肘関節部で取り巻いている靱帯からわずかにずれている（亜脱臼する）ときにみられ、小児肘内障を起こしている状態です。

　X線で骨折のないことを確認した後、肘を軽く曲げ、手のひらを上に向くようにひねりながら腕を押し込むと整復されます。

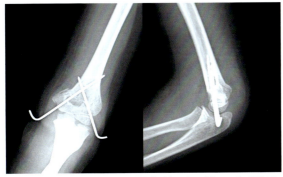
写真6 小児の上腕骨顆上骨折（鋼線の交叉刺入による固定）

5. 尺骨肘頭骨折

　肘頭とは肘関節を曲げたときに突出する部分になります。ここを直接打ったり、肘を曲げた状態で手をついて腱に引っ張られたりして骨折を生じます。

　手術には鋼線とソフトワイヤーを用いた引き寄せ締結法が多く用いられます（写真7）。ただし、粉砕が強い場合は、肘頭骨折用のプレートやスクリューで固定することもあります。

> **一言メモ**
>
> **複雑骨折とは？**
>
> 　骨折を生じると、その変形により皮膚を損傷することがあります。骨折部の皮膚に穴が開き、骨が体外にとび出ているものを開放骨折または複雑骨折と呼びます。それに対して皮膚損傷がなく、骨が体外にとび出ていないものは閉鎖骨折または単純骨折と呼びます。
>
> 　粉々に骨折したものを複雑骨折と思われがちですが、医学的には間違いで、粉砕骨折が正しい言い方になります。

下肢の骨折

医局長　整形外科
丸山　和人

日本整形外科学会認定整形外科専門医・認定スポーツ医

　ここでは下肢の代表的な骨折と当院における治療法を紹介します。

　起こる頻度の高い大腿骨近位部骨折（股関節）は「骨粗しょう症と、骨粗しょう症に伴う脆弱性骨折における治療」（48ページ参照）で取り上げますので、それ以外の骨折について述べることにします。

1. 大腿骨骨幹部骨折

　大腿骨（太ももの骨）は体重がかかるきわめて頑丈な骨ですので、大腿骨中央部の骨折は転落や交通外傷など、大きな外力が加わったときに生じます。したがって、そのほかの骨折や臓器損傷を合併していることも少なくありません。また、骨折に伴う出血も多く、重篤な骨折といえます。

　大腿骨周囲には強力な筋肉があり、骨折により下肢は短縮するため、手術までの間は下肢の牽引や創外固定により下肢の長さを保ちます。

　大腿骨骨幹部骨折の手術では、骨の中に金属の心棒を通してスクリューで固定する方法（髄内釘法）が第一選択と考えられます。ただ、骨の内部に十分な太さの心棒が通らない場合は、プレートで固定することもあります（写真1、2）。

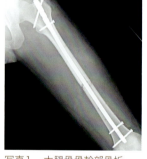

写真1　大腿骨骨幹部骨折（髄内釘）

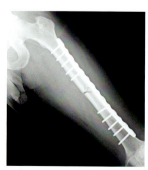

写真2　大腿骨骨幹部骨折（プレート固定）

2. 大腿骨顆上骨折・顆部骨折

　大腿骨骨幹部骨折と同様に交通事故などの大きな外力で生じることや、骨粗しょう症による骨強度の低下による転倒などで骨折が多く生じます。この骨折では、膝関節の関節可動域制限（関節が動く範囲の制限）が生じやすいため、早期にそして強固な内固定手術を行い、早期にリハビリを開始することが重要です。太ももの比較的高い位置での顆上骨折では髄内釘手術を行うことが多く、顆上骨折でも膝関節に近いもの、または、顆部骨折ではプレート固定が主となります（写真3）。

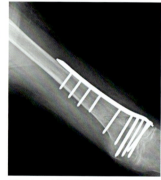

写真3　大腿骨顆上骨折（プレート固定）

3. 膝蓋骨骨折

　転倒や交通事故により膝を強打することで生じます。

　骨折のずれ（転位）の小さいものは、ギプスや装具を用いて保存的（手術をしない方法）に治療します。骨片が上下に開いているものや粉砕した骨折は手術の適応となります。

　手術は鋼線とソフトワイヤーを用いた引き寄せ締結法や、周囲を鋼線で囲んで固定する周囲締結法が多く用

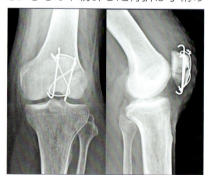

写真4　膝蓋骨骨折（引き寄せ締結法）

いられます（写真4）。

4. 脛骨骨幹部骨折

　交通外傷などで大きな外力が加わったときに生じるいわゆる「すね」の骨折です。スポーツなどで足が固定された状態で強くひねる力が加わると斜めに、またはらせん状に骨折することもあります。

　骨折部のずれの小さいものはギプスや装具を用いて保存的に治療することもありますが、髄内釘手術により、比較的小さな侵襲（体にかかる負担）で、術後早期に体重をかけることができるため、手術を行うことが多い骨折です（写真5）。

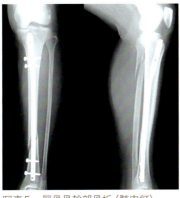
写真5　脛骨骨幹部骨折（髄内釘）

5. 足関節周囲骨折

　足関節は捻挫をしやすい関節といえます。その際、加わる力が大きければ骨折を生じます。

　また、高所からの転落などでは、脱臼を伴う粉砕骨折を生じることもあります。

　足をひねる向きや力の加わり方によって、さまざまな骨折型を呈するため、それぞれに合った手術法を選択することが重要です（写真6、7）。

6. 踵骨骨折

　高所からの転落で生じることが多い骨折で、両側に骨折を認めることも少なくありません。また、高齢者では、階段を踏み外しただけで生じることもあります。

　踵骨は全体重がかかる骨であり、上に乗る距骨という骨との関節面の修復を重視した整復と固定が必要となります（写真8）。

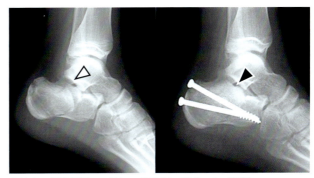
写真8　踵骨骨折のスクリュー固定（左：術前、右：術後）
△：踵骨の骨折により、上に乗る距骨との間に関節面の開きがみられる
▲：踵骨が元の形態に戻り、上に乗る距骨との関節面が修復されている

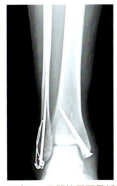
写真6　足関節周囲骨折
（引き寄せ締結法とスクリュー固定）

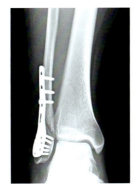
写真7　足関節周囲骨折
（プレート固定）

一言メモ

CT検査とMRI検査の違い

　CT検査とMRI検査の違いは何でしょう。

　CT検査とは、体の周りからX線をあてて、連続した断層画像を撮影する検査です。たくさんの薄い断層画像を撮影することで3D画像を作成することも可能です。検査時間は約5分と短時間で撮影を行うことができます。

　MRI検査とは、強い磁石と特殊な電波の力により、人体内部の構造を鮮明にみることができる検査です。検査時間は約20〜30分です。

　CT検査は骨や肺などの状態を、MRI検査は神経や筋肉、靭帯などの状態を観察するのに適している検査です。

高エネルギー外傷に対する緊急手術

整形外科
上野　宜功（うえの　よしのり）

日本整形外科学会認定整形外科専門医

　近年、自動車の安全性能は高まってきていますが、それでも交通事故はなくならず、けがを負う方もいます。ましてや体の防御がないオートバイで転倒すれば、それによる傷、損傷はより大きなものになります。そのほかに、仕事中に機械に巻き込まれたり、高所からの転落などでけがをする方がいます。これらの例は「転んで手を折った」などという比較的軽いエネルギーによるけがではなく、いずれも大きなエネルギーが患者さんの体にかかったことによるものです。このような外傷を「高エネルギー外傷」といいます。整形外科領域の高エネルギー外傷とはどのような状態なのでしょうか？

手足の開放骨折に対する治療

　開放骨折、とは分かりやすく言うと「傷口から骨が見えている」骨折です。骨、関節は通常は皮膚・筋肉に覆われ折れていたとしても、その部分が見えることはありません。しかし高エネルギー外傷の場合は皮膚も破れてしまって骨折部が露出しています。すぐにでも骨を元に戻す処置をしたいところですが、それよりも先に対処しないといけない問題が「感染」です。

　皆さんは傷口が赤く腫れて、膿（うみ）が出るようなけがを経験したことがあるかもしれませんが、それは感染した細菌が傷について活発に活動している状態です。それと同じことが骨折部にも起こりえます。骨が見えているということは、そこには細菌が付着しているということなのです。さらに、開放骨折では骨折部だけではなく周囲の筋肉などもダメージを受けているため、壊死（えし）しやすく、そのことが感染を引き起こす一因にもなっています。

　では、開放骨折の場合にはどう対処したらよいでしょうか？　まずは徹底的に洗うことです。目に見える汚染組織、目に見えない細菌を洗い流すために大量の水で傷を洗います。それからけがでダメージを負って回復の見込みがない部分を徹底的に切除することです。何とか残したい気持ちもありますが回復しない組織は感染の温床になりますので、しっかり見極めて取りきることが大切です。洗浄を終えたら、次は骨折部の固定です。金属製のプレートやスクリューを使用して骨折部を固定することもありますが、開放骨折では行えない場合が多く、「創外固定器」という器具（図1）を使って骨折部を一時的に仮固定します。創外固定器とはけがをしたところをまたいで、両側の損傷を受けてない部分の骨に金属のピンを刺して、そのピンを土台にして皮膚の外で固定する器具です。以上の処置は緊急を要することがほとんどですので、通常はけがをして病院に運ばれた患者さんは準備が整い次第、手術室に入り、受傷当日に手術を受けることが多いです。

　「感染に対する処置」と「骨折部の仮固定」が終了したら状態が落ち着くのを待ち、髄内釘（ずいないてい）やプレートを使った最終固定の手術を数日後に行います（図2、3）。外傷の大きさによって、その後の手術は1回で済むこともありますが、場合によっては複数回におよぶこともあり、中でも感染が起こってしまった場合には再度の洗浄や、金属の抜去、最悪の場合、手足の切断などを行わなくてはならないこともあります。

骨盤骨折に対する治療

　もう1つ高エネルギー外傷の代表として骨盤骨折が

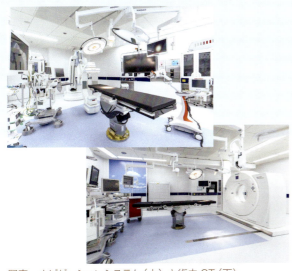
写真　ナビゲーションシステム（上）と術中CT（下）

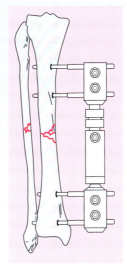
図1　創外固定

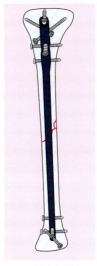
図2　髄内釘固定

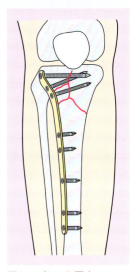
図3　プレート固定

あります。骨盤とは背骨と両足をつなぐ部位で、上から見るとリング型をしていますがそのリングが強いエネルギーで破壊されてしまう状態が骨盤骨折です。大きく分けると骨盤の安定性が破綻する「骨盤輪骨折」と股関節の屋根の部分が骨折する「寛骨臼骨折」の2つに分類されます。

骨盤輪骨折

骨盤はその中に大事な臓器、血管を含んでいますので骨盤輪骨折を起こした場合は出血が非常に多くなり出血性ショックを引き起こしていることがあります。

当院では骨盤輪骨折が疑われるような高エネルギー外傷の場合はハイブリッドER（「一刻を争う症例に迅速に対応するハイブリッドER」8ページ参照）に搬入され、血圧などをモニタリングしながらCTを撮影し全身の状態を把握します。骨盤骨折からの出血が外から止血できないようであれば、カテーテルを使って血管内から止血することもあります。さらに骨盤に創外固定器を装着し骨折した骨盤を安定させ、さらなる出血を防ぎます。このようにして命にかかわる緊急の状態を素早く安定させることが大切です。一連の治療が終了して全身状態が改善すれば数日後に最終的な骨盤輪骨折に対する手術を行います。その際はスクリューやプレートなどを使用して骨盤部を固定するのですが、スクリューが神経や血管に接触することのないようにナビゲーションシステムを使ったり、術中CT（写真）を撮影することで安全性を高めるようにしています。

寛骨臼骨折

寛骨臼骨折は骨盤輪骨折のように命にかかわるような出血が起こることは多くはないのですが、体を支えるべき股関節が骨折することで将来的に関節が変形してしまうことが問題です。寛骨臼骨折の手術とは、それを予防するための手術になります。割れた股関節の骨を一つひとつつないでいく手術になりますが、股関節周囲にはお腹の中の臓器や大きな血管、神経などが近接しているため、それらを損傷する危険性があります。寛骨臼手術の際も術中CTを撮影し、より安全で、より正確な手術が行えるよう心がけています。関節が変形しないようにすることが手術の目的なので、術後は1年に1回程度のフォローアップを行い、股関節の状態をしっかりとチェックしていきます。

> **一言メモ**
>
> #### 骨がつながったらインプラントは抜く？
>
> 骨折部が骨癒合（骨がつながる）するとインプラント（固定するためのスクリュー、プレートなど）の役割は終わりです。
>
> ところで、手術で体内に設置されたインプラントは抜去した方がいいのでしょうか？
>
> 骨折で使用されるインプラントのほとんどの材質はチタンですので、基本的には抜去の必要はありません。しかし骨折部が体の表面に近くインプラントが接触障害を起こしたり、体内の神経や腱などの重要な構造物に接触するような場合には抜去した方がよいでしょう。

骨粗しょう症と、骨粗しょう症に伴う脆弱性骨折における治療

副医局長　整形外科
長谷　亨
（ながたに　とおる）

日本整形外科学会認定整形外科専門医・認定脊椎脊髄病医、日本骨粗鬆症学会認定医、麻酔科標榜医

骨折リスクが増大する骨粗しょう症

骨粗しょう症とは、骨強度が低下し、骨折リスクが増大した状態と定義されています。骨強度は骨量(骨密度)と骨質(骨微細構造、骨代謝回転など)からなり、日本では1000万人以上の骨粗しょう症患者(男性・約260万人、女性・約810万人)がいると推定されています。

骨粗しょう症に伴う骨折を起こすと、身体機能の低下、運動・内臓機能障害を起こし、日常生活動作(ADL)と生活の質(QOL)が低下することになります。高齢の方は、寝たきりになる可能性もあるため、骨折を起こす前からの予防、治療が重要といわれています。

診断と治療法は？

骨粗しょう症は、いわゆる加齢と生理的な性腺機能不全(女性の場合は閉経など)を主な原因とする原発性骨粗しょう症と、内分泌(副甲状腺疾患など)、栄養(胃切除後など)、薬剤(ステロイド薬など)、そのほかに関節リウマチなどによって引き起こされる続発性骨粗しょう症に分類されます。「図1」原発性骨粗鬆症の診断基準をご覧ください。ここで診断基準を満たした方は、薬物治療開始となります(基準を満たさない方も、「その他の脆弱性骨折があり」に当てはまる場合は骨量減少症でも治療開始となることがあります)。続発性骨粗しょう症の場合は、原疾患の治療と同時に、骨粗しょう症の治療が行われることもあります。また糖尿病や慢性腎臓病など、いわゆる生活習慣病が骨代謝に悪影響をおよぼすことも最近分かってきました。

骨粗しょう症検査の代表的なものに、骨密度測定があります。検診では簡便なQUSと呼ばれる超音波を用いることが多いですが、当院併設クリニックではより精密で治療効果の評価もできるDXA法(腰椎・大腿骨を測定)を行っています。そのほかに各部位のX線検査、骨折リスク評価ツール(FRAX®)、血液検査(骨代謝マーカー、腎機能、カルシウム・リンなど)を行っています。

骨粗しょう症の治療では、前述した骨密度検査や血液検査などから、骨量、代謝マーカー、骨折リスクを評価し、それぞれの患者さんに合った薬剤を選択します。また患者さん本人の治療意欲、ライフスタイルに合わせ、薬剤を変更することもあります。薬剤には、代表的なBP製剤のほか、より強力なPTH(テリパラチド)製剤やRANKL阻害薬(デノスマブ)、骨折リスクがそれほど高くない人にはSERM(ラロキシフェンなど)を選択しています。また骨の健康に必要な栄養素であるビタミンDは、多くの高齢者で不足状態にあると推定されているため、前述の薬剤に併せて処方することが多いです。薬剤には毎日内服するもの以外にも、週1回や月1回内服するもの、錠剤ではなくゼリー状のもの、注射製剤など、選択肢がいろいろと広がりました。PTH(テリパラチド)製剤は、毎日の在宅自己注射と週に1回の皮下注射があり、RANKL阻害薬(デノスマブ)は半年に1回の皮下注射です。在宅自己注射は患者さん本人に行っていただくため、看護師を中心として、細やかな指導を心がけています。薬剤にはそれぞれ副作用がありますが、重篤になる可能性があるものについては投与前に検査を行い、適宜再検査も行っています。副作用はほとんど

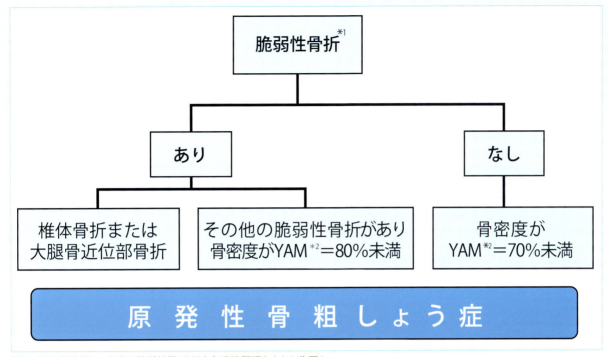

図1　原発性骨粗しょう症の診断基準(2012年度改訂版をもとに作図)
＊1：立った姿勢からの転倒か、それ以下の外力によって発生した骨折
＊2：YAM＝若年成人平均値
※骨量減少症：70％＜YAM＜80％

が胃部不快など軽症のものであり、定期的な検査を受けていれば大きな心配はいりません。歯科治療(抜歯などの侵襲的〈体への負担が大きい〉なもの)で合併症が起こることもありますので、歯科受診の際には、歯科医への紹介状が必要なこともあります。患者さんからの問い合わせが多い項目について、当院併設クリニックでは「骨粗しょう症Q&A」という冊子を作成し、外来スタッフがいつでも対応できるようにしています。

骨粗しょう症に伴う脆弱性骨折とその治療

脆弱性骨折とは、軽微な外力(立った姿勢からの転倒か、それ以下の外力)によって発生した骨折であり、大きな外力(事故、転落など)による骨折は含みません。代表的なものには、大腿骨近位部骨折、胸腰椎椎体骨折、橈骨遠位端骨折、上腕骨近位端骨折などがあります。

大腿骨近位部骨折では、「転倒し股関節に強い疼痛があり歩けなくなった」と救急外来を受診される方が多く、適切な治療が行われないと、著しく日常生活動作(ADL)と生活の質(QOL)が低下することになります。ほとんどの患者さんにおいて、骨折型により、骨接合術あるいは人工骨頭置換術が行われます(写真1、2)。2007年の調査では大腿骨近位部骨折の年間発生数は15万人といわれ、骨粗しょう症治療率の低い日本では増加の一途をたどっています、今後20年間で約2倍の30万人に達するといわれています。

胸腰椎椎体骨折は、最近では「いつのまにか骨折」といわれるように、3分の2の方が無症候性のため骨折に気づかず、2回目の骨折を起こして受診したときに、医師から初回の骨折を指摘されることも少なくありません。

通常はコルセット装具を装着し、骨癒合(骨がつながること)を獲得できますが、椎体不安定性の強い場合は、経皮的椎体形成術(BKP)や再建術が適応になります(「脊椎圧迫骨折に対する経皮的椎体形成術」58ページ参照)。既存の骨折があった場合、新たに骨折を起こす相対リスクは約4倍とされ、骨粗しょう症の治療が適切に行われないと次々と骨折を起こしてしまいます。これは、骨折の連鎖、またはドミノ骨折

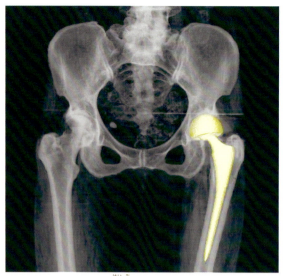

写真1　大腿骨近位部（頚部）骨折に対する人工骨頭挿入（CT画像）

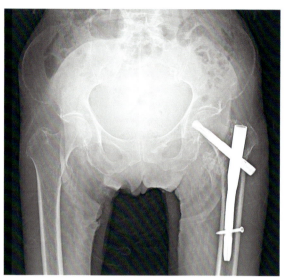

写真2　大腿骨近位部（転子部）骨折に対する近位髄内釘挿入（X線画像）

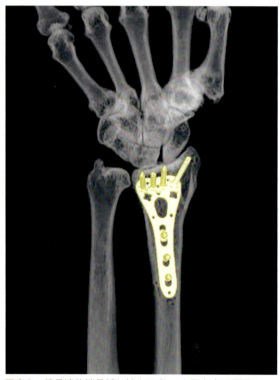

写真3　橈骨遠位端骨折に対するプレート固定（CT画像）

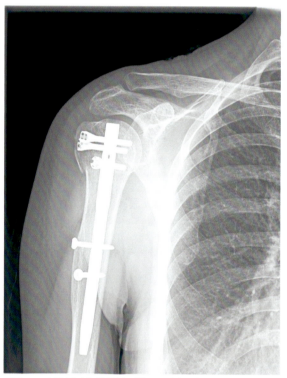

写真4　上腕骨近位端骨折に対する髄内釘挿入（X線画像）

といわれています。

　当院では、通院・入院されている方に対してはもちろん、ポスターや資料を用いて、研修会などでも地域住民の方に向けた骨粗しょう症による骨折に対する注意喚起のための啓蒙活動を行っています。

　橈骨遠位端骨折、上腕骨近位端骨折では、骨折部の転位（ずれ）が大きい場合、骨折部が不安定な場合など、骨接合術などが行われます（写真3、4）。そのほか、脆弱性骨折は、肘や肋骨、骨盤などにも生じることがあります。

当院の取り組み

　当院では、YOLS（Yonemori Osteoprosis Liaison Service）という委員会を立ち上げ、活動を行っています。Osteoprosis＝骨粗しょう症、Liaison＝連絡（係）という意味ですが、骨粗しょう症対策のための連携を中心とした、多職種（看護師や薬剤師などの医療従事者）による委員会です。その活動内容は、骨粗しょう症に関すること全般で、外来・入院時での対策、

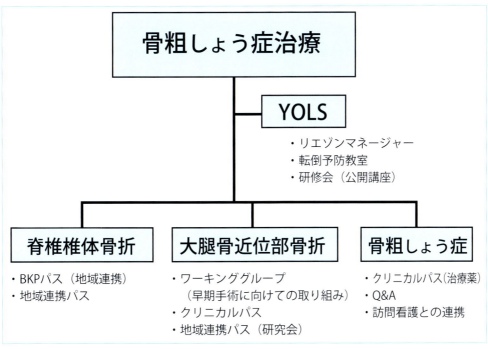

図2　当院での骨粗しょう症治療の取り組み

あるいは講演など、多岐にわたります。「図2」にあるように、骨粗しょう症を大きく3つに分け、骨粗鬆症学会認定リエゾンマネージャーの資格を持ったメンバーを中心に、外来では骨粗しょう症治療薬クリニカルパス(テリパラチド製剤在宅自己注射指導を含む、標準的な治療と検査や評価のための計画書)の運用、骨粗しょう症Q&A、骨折して入院している患者さんとその家族の方を対象とした転倒予防教室の開催、院内勉強会・公開講座(地域住民対象)を行っています。転倒予防教室では、骨折の連鎖を防ぐことを目的に、骨粗しょう症の治療の重要性、また転倒予防に対してのロコモ運動指導、栄養士による栄養指導を行っています。

また、大腿骨近位部骨折の治療についても、院内ワーキンググループをつくり(多職種連携)、骨折の治療にあたる整形外科だけでなく、合併症の治療にあたる内科医、麻酔科医、救急医、リハビリ医など、多職種の医療スタッフで活動を行っています。その内容は、手術待機日数の短縮、術前後の全身状態の適正化(合併症治療を含む)、認知機能・栄養状態の評価と改善、そのほか多岐にわたります。

私たち整形外科医が骨折だけを治療していればよかった時代は終わりました。多職種による多面的な介入が、寝たきりの患者さんをつくらない、日常生活動作(ADL)と生活の質(QOL)を可能な限り低下させないことにつながると考えています。

一言メモ

牛乳と乳製品の効果

日本人の食事摂取基準では、成人のカルシウム摂取推奨量は1日600〜800mgといわれますが、外来診療で「カルシウムをどのように摂ったらいいですか?」と話題にあがることがあります。牛乳および乳製品にカルシウムがたくさん含まれているのはご存じだと思いますが、その含有量が多いだけでなく、吸収効率が高いといわれています。牛乳1本(200ml)を摂取したときに、1日に必要なカルシウム量の約3分の1を摂取することができます。また牛乳に含まれるタンパク質の1つであるMBPには、骨形成促進効果および骨吸収抑制効果があるとの報告もされており、骨の健康に対する有効性もあるようです。

骨粗しょう症は高齢者の病気というイメージがありますが、骨の健康は子どもの頃からの食生活や習慣に大きく依存します。牛乳だけでなく、バランスの良い食事や運動が、骨の健康に良いことは明らかですので、この機会に自分の骨の健康について考えてみませんか。

頚椎後縦靱帯骨化症

整形外科
谷口　暢章（たにぐち　のぶあき）

日本整形外科学会認定整形外科専門医・認定脊椎脊髄病医・認定運動器リハビリテーション医

頚椎後縦靱帯骨化症とは

　首の骨（頚椎）の中の神経の走る空間を、頚部脊柱管と呼びます。頚部脊柱管の前方には、首の骨を支える頚椎後縦靱帯があります。これが厚みを増して骨のように硬くなり（これを靱帯骨化と呼びます）、頚部脊柱管の中を走る脊髄神経が圧迫されて神経症状が出てくる病気を頚椎後縦靱帯骨化症と呼びます。具体的には次のような神経症状が現れます。

症状は？

1. 頚部痛や肩こり
2. 手足のしびれ
3. 手指の巧緻性運動障害（書字やボタンかけ・はしを用いての食事など、手の細かい動作が難しくなること）
4. 歩行障害（バランスをとって歩くことが難しくなること。階段の昇り降りがスムーズに行えなくなったり、歩いているときにつまずきやすくなったりします）
5. 膀胱直腸障害（トイレが近くなる。小便が出しにくくなったり、便秘がちになったりすること）
などです。

　これらの症状が、慢性に少しずつ、あるいは一進一退しながら増悪してくるのが特徴です。また、転倒などの比較的軽微な外傷を契機として急速に神経症状が増悪する場合があり、四肢不全麻痺（手足の力が入りにくくなること）の症状が現れることがあります。

診断は？

　診察にて、上肢下肢に病的反射が現れたり、両下肢の深部腱反射が亢進したりしている所見が確認されます。前述の神経症状に加えて、頚椎のX線・CT・MRI検査を行い、頚椎の後縦靱帯が厚みを増して骨化している所見、および骨化している靱帯によって頚部の脊髄神経が圧迫を受けている所見がみつかれば、頚椎後縦靱帯骨化症と診断されます（写真1、2）。

　国内における頚椎後縦靱帯骨化症の発症頻度は、中年以降の約3％（1.8～4.1％）といわれ、発症年齢は50歳前後が多く、女性に比べて男性が約2倍の頻度でかかります。発症には遺伝的素因が関係している可能性や、糖尿病や肥満が何らかの影響を及ぼしている可能性が考えられています。

　X線的形態分類では、連続型・分節型・混合型・その他の型（限局型・膨隆型）があります。頚椎に脊柱靱帯骨化症がみられた場合には、胸椎や腰椎にも脊柱靱帯骨化症を発症している場合があるので、一通り全脊柱を調べるようにします。

　画像検査にて頚椎後縦靱帯骨化症が認められても神経症状が現れていない患者さんの追跡調査では、その後10年間の経過観察で神経症状が現れてくる確率は約20％と報告されています。逆にいえば約80％の患者さんでは神経症状が現れてこなかったことになります。初診時に神経症状のみられた頚椎後縦靱帯骨化症の患者さんでは、その後の10年間の追跡調査で約62％の患者さんは神経症状に変化を認めませんでしたが、約38％の患者さんで神経症状の悪化がみられたとの報告があります。

　また、頚部脊柱管の中で骨化した頚椎後縦靱帯の占

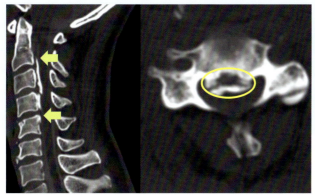

写真1　頚椎CT画像
第2/3～第4/5頚椎（矢印の部分）にかけて、骨化した頚椎後縦靱帯を認める（左）。軸射像では、骨化した靱帯によって脊柱管の狭小化がみられる（右）

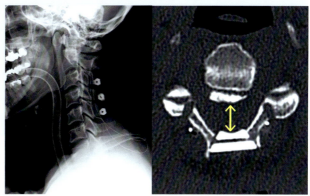

写真3　第2頚椎の椎弓下縁のドーム状骨切除、および第3～第5頚椎にかけての椎弓形成術を行っている。手術により、頚部脊柱管が開大していることが分かる

める割合が60%を超えると、神経症状が現れる可能性が高くなるといわれています。

治療法は？

治療法についてですが、神経症状の現れていない頚椎後縦靱帯骨化症の患者さんに対しては、まずは保存的治療を行います。頚椎に無理な負担がかからないように転倒や転落に十分に注意する必要があります。保存的治療としては、頚部痛や手足のしびれ・疼痛に対して、消炎鎮痛剤や筋弛緩剤の処方、神経障害性疼痛に対する薬剤の処方で、症状の改善が期待できます。

神経症状が明らかで日常生活動作において支障がみられる場合には、手術的治療の適応となります。当院では主に頚椎の後方からアプローチして、頚部脊柱管を拡大する手術（頚椎椎弓形成術）を行っています（写真3、4）。頚部脊柱管を拡大することによって頚部の脊髄神経の圧迫が解除され、神経症状の改善が期待できます。

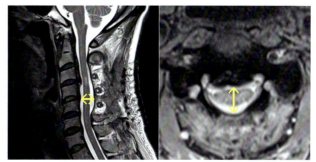

写真4　頚椎MRI画像
頚椎椎弓形成術の術後MRI。頚部脊柱管が拡大して、脊髄神経の圧迫が取れていることがわかる

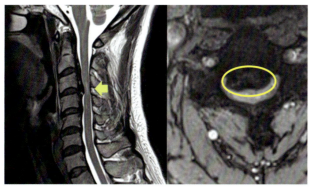

写真2　頚椎MRI画像
第3/4頚椎間（矢印の部分）において、骨化した頚椎後縦靱帯によって脊髄神経が強く圧迫されている所見がみられる

> **一言メモ**
>
> ## 難病医療費助成制度について
>
> 国が定める指定難病とは、原因が不明であり治療方法が確立していない疾病のうち診断基準が確定し、難治度・重症度が高く、比較的患者数が少ない疾患のことです。
>
> 難病医療費助成制度は、治療方法の確立などに資するため、難病患者データの収集を効率的に行い、治療研究を推進することに加え、効果的な治療方法が確立されるまでの間、長期の療養による医療費の経済的な負担が大きい患者さんを支援する制度です。
>
> 事業の実施主体は都道府県であり、医療保険での自己負担に対して医療費の支援が行われています。
>
> 後縦靱帯骨化症もこの難病に指定されています。
>
> 難病医療費助成制度の対象者は、対象の疾患（2017年4月現在、330疾患）と診断され、かつ国が定めた診断基準および重症度分類（厚生労働省ホームページ参照）を満たした人や、高額な医療を継続して受ける必要がある人です。
>
> 詳しくは、当院医事課、保健所、難病相談・支援センターなどへご相談ください。

腰椎椎間板ヘルニア 脊椎内視鏡下手術

整形外科
中原　真二
（なかはら　しんじ）

日本整形外科学会認定整形外科専門医・認定脊椎脊髄病医・認定運動器リハビリテーション医、日本脊椎脊髄病学会認定脊椎脊髄外科指導医、日本リハビリテーション医学会認定臨床医、骨粗鬆症性椎体骨折研究会 Balloon Kyphoplasty Faculty

整形外科
田邊　史
（たなべ　ふみと）

　近年の医学・医療の進歩は目覚ましいものがあります。なかでも高性能光学器械の進歩とそれに伴う映像技術の改良により、内視鏡手術は術野の鮮明な映像をみながら安全な手術が可能となり、急速に普及しています。整形外科領域では、内視鏡手術は膝（ひざ）などの関節のみならず、脊椎（せきつい）にまで応用されるようになりました。従来に比べ非常に小さい手術創で済むため、体への負担が著しく減っています。内視鏡による脊椎手術は体にとてもやさしく早期の社会復帰を可能にしました。

腰椎椎間板ヘルニアとは？

　腰骨（ようこつ）の間にある椎間板（ついかんばん）が傷んで神経の通り道に脱出し神経を圧迫する疾患です（図1）。腰の痛み、お尻から足に痛みやしびれが出る、足の力が入りにくいなどの症状が現れます（図2）。好発（発症しやすい）年齢は20～40歳代とされ、人口の約1％がかかり、手術に至る患者さんはその10～30％との報告があります。発生に影響をおよぼすものとして重労働、車の運転、喫煙などが要因の1つとして考えられています。

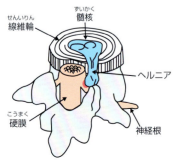

図1　椎間板が傷んでヘルニアが脱出、神経根を圧迫して足の痛みやしびれが生じます

治療法は？

　ヘルニアは自然に吸収され症状が改善する場合もありますので、まずは薬物療法、局所安静（コルセット）、リハビリテーション、神経ブロックなどの保存的治療を徹底して行います。しかし、2～3か月間保存的治療をしても効果がない場合、疼痛（とうつう）が強く仕事・日常生活に支障がある場合などは手術を考慮します。患者さんの病態によりますが、ヘルニアのみの場合、内視鏡下手術の適応疾患とされています。近年、高齢者のヘルニアも増加傾向にあり、低侵襲（ていしんしゅう）で行える内視鏡下手術は有用と考えます。

脊椎内視鏡下手術とは？

　手術では、神経を圧迫している椎間板ヘルニアや変形による骨の棘（ひこう）、肥厚した靭帯（じんたい）などを取り除き、神経の周囲にゆとりの場を作る除圧術が基本になります。除圧術という点では、従来法も内視鏡下手術も同じ考え方です。従来法では約5cm皮膚を切開し、腰の骨から筋肉をはがしてから、背骨を削り、神経を圧迫しているヘルニアや骨棘（こつきょく）、肥厚した靭帯を取り除きます。脊椎内視鏡下手術では、約2cm皮膚を切開し、腰の筋肉の間から筒を入れ、その筒にカメラを装着し、テレビモニター映像をみながら骨を削り、神経を圧迫しているヘルニアや骨棘、肥厚した靭帯を取り除きます（写真1）。

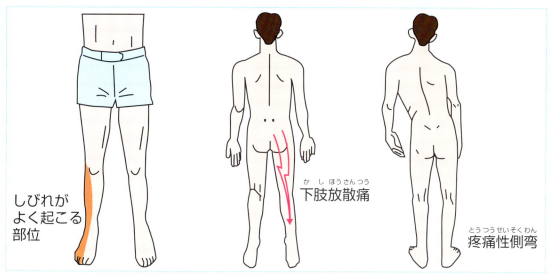

図2 圧迫された神経根が支配している皮膚にしびれが生じたり（左）、神経に沿って痛み（いわゆる坐骨神経痛）が生じたりします（中央）。ヘルニアの神経根への圧迫を避けようとして背中が曲がることもあります（右）

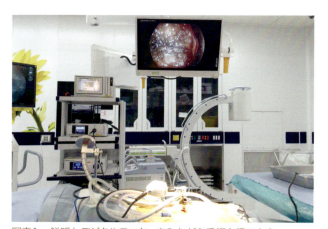

写真1 鮮明なデジタルモニターをみながら手術を行います

	従来法	内視鏡下手術
皮膚切開	約5cm	約2cm
筋肉の剥離	必要	わずか
術野との距離	遠い、暗い	近い、明るい
手術時間	1時間前後	1〜2時間
出血量	少量	少量
術直後の疼痛	鎮痛剤使用多い	鎮痛剤使用少ない
入院期間	2〜3週間	1〜2週間

表 従来法と内視鏡下手術の比較

　従来法に比べ、内視鏡下手術では手術創が小さく、健常な腰の筋肉や関節への影響や術後の痛みが少ないため、早期退院、早期社会復帰が可能で、患者さんにやさしい手術といえます（写真2、表）。内視鏡下手術を受けた患者さんは、術後1〜2日で歩行を開始し、1〜2週間で自宅へ退院できる方が多いです。

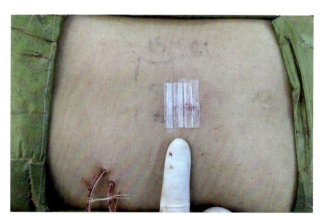

写真2 約2cmの皮膚切開で手術が行えます

一言メモ

ヘルニアの再発

　腰椎椎間板ヘルニア摘出術は従来法にしても内視鏡下手術にしても根治的治療法ではありません。傷んだ椎間板は摘出できますが、残りの正常な椎間板はある程度残しておかなければなりません。術後経過が良くても残した椎間板が傷んでまたヘルニアが出ることがあります。

　ヘルニアの再発は術後6年前後で約4〜14%との報告があります。術後も日常生活での留意点を理解していただき、ストレッチ、筋力トレーニングを徹底して、再発を予防することが重要です。

腰部脊柱管狭窄症に対する薬物療法・理学療法・手術療法

整形外科
永吉　隆作（ながよし　りゅうさく）

日本整形外科学会認定整形外科専門医・認定脊椎脊髄病医・認定運動器リハビリテーション医、日本脊椎脊髄病学会認定脊椎脊髄外科指導医

腰部脊柱管狭窄症とは？

脳から「脊髄」という神経の束が、

頚椎
↓
胸椎
↓
腰椎
↓
仙椎

という順序で、背骨の中を通ってお尻へおりてきます。この神経の通り道を脊柱管と呼びます（図1）。

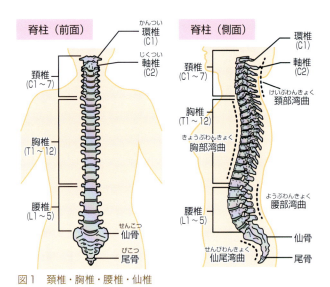

図1　頚椎・胸椎・腰椎・仙椎

腰の部分、つまり腰椎のところでこの脊柱管が狭くなる病態を腰部脊柱管狭窄症といいます（図2）。腰部脊柱管狭窄症の原因は、加齢に伴う体の変化、腰椎椎間板ヘルニア、外傷などさまざまです。

腰部脊柱管狭窄症の症状・治療法

症状は？

腰椎から足につながる神経は枝分かれしています。このため腰部脊柱管狭窄症になると、神経がしゃ断され、足にさまざまな症状が現れます。

腰部脊柱管狭窄症の代表的な症状に間欠跛行というものがあります。簡単に言うと、長い距離が歩けなくなることです。歩行により両下肢のしびれや痛みが強くなり、そのとき、座って休むとその症状が改善し、また歩行が可能になるといった状態です。

それ以外にも神経が圧迫されることによる症状は、
・下肢の痛み、しびれ
・力が入りにくいといった筋力低下
・触っている感覚（知覚）の障害
・おしっこが出にくい、勝手に出てしまうなどの排尿や排便の障害

などがあります。また、患者さんによっては症状に対して、「足が重たい」などと表現されることもあります。

治療法は？

治療は薬物療法や理学療法（リハビリ）といった保存療法と手術療法があります。

下肢の麻痺が現れた場合、おしっこが出せないなどの重度の排尿障害で緊急を要する場合を除いては、まず保存療法が行われます。

薬物療法として、痛み・しびれに対しては、消炎鎮痛剤、ビタミン剤、血管拡張剤、神経障害性疼痛に対

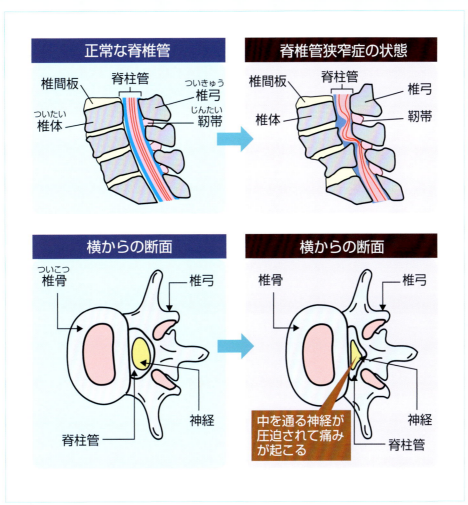

図2　腰部脊柱管狭窄症により、神経が圧迫されている様子

処する薬などを投与します。薬は、患者さんの症状に合わせて調整していきます。

　薬物療法の効果がみられず、症状の改善が認められない場合や症状が徐々に悪化する場合は、手術療法が適応になります。手術の方法を決定するために脊髄造影検査が必要になります。手術は、神経の通り道を拡げる除圧術が基本ですが、背骨の並びが悪い場合や、除圧術だけでは十分な神経の回復が期待できない場合などには、背骨を安定化させる固定術を行うこともあります。

　当院では術前に行ったさまざまな検査結果を基に、患者さんの病態に最も適した手術方法を選択するよう心がけています。

一言メモ

間欠跛行とは？

　安静時には足に痛みがないのに、しばらく歩き続けていると、痛みやしびれ、脱力感、つっぱり感などが現れ、歩きづらくなるが、しばらく前かがみになって休むと、痛みやしびれが軽くなり、また歩けるようになる症状を間欠跛行といいます。

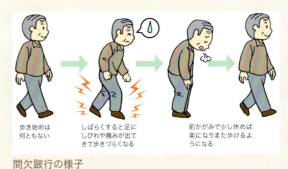

間欠跛行の様子

脊椎圧迫骨折に対する経皮的椎体形成術(Balloon Kyphoplasty)

整形外科
田之上 崇
（たのうえ たかし）

骨がもろくなり起こる脊椎圧迫骨折

脊椎圧迫骨折とは、背骨（脊椎）が、押しつぶされるように変形してしまう骨折のことです（図1）。

脊椎は、24個の小さな骨で構成されており、体の重みをバランスよく支えています。

脊椎圧迫骨折は、寝返りを打つときや、起き上がるとき、体を動かしたときに痛みが出ることが特徴です。安静にしていると痛みが少ないので、「年のせいだから」と、見過ごされることがあります。

しかし、骨粗しょう症になると、骨がもろくなり、体の重みを支えきれずに椎体がつぶれる（骨折する）ことがあります（「骨粗しょう症と、骨粗しょう症に伴う脆弱性骨折における治療」48ページ参照）。

原因は？

骨粗しょう症になると、尻もちはもちろん、くしゃみをしたり、不用意に重い物を持ち上げたりといった、ちょっとしたきっかけで、椎体がつぶれて、いつのまにか骨折していることがあります。

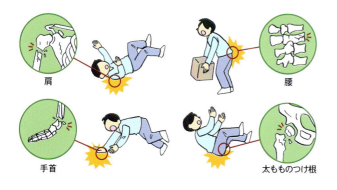

症状は？

骨折した患者さんの中には、痛みを感じない人もいます。

折れている背骨に力が加わるとき（立ち上がるとき、起き上がるとき、寝返りするときなど）に背中・腰・お尻に痛みが出て、起き上がれない、立ち上がれないという症状が出ることもあり、最悪の場合、寝たきりになってしまう方もいます。

また、背骨がつぶれていくと、どんどん背中が曲がったり、身長が縮んだりします。背骨がつぶれていくことで、心肺機能障害や逆流性食道炎・食道裂孔ヘルニアを引き起こしたり、神経側へつぶれた骨がはみ出し神経を圧迫することにより、神経症状（足のしびれ・痛み・麻痺）が起きることもあります。

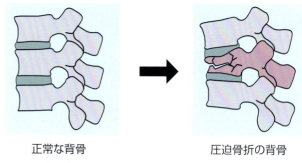

図1　正常な背骨と圧迫骨折の背骨

治療法は？

治療方法は、保存的治療と外科的治療（手術）があります。

保存的治療として、まずは痛み止めの薬で痛みを抑えます。コルセットやギプスを装着し、安静にし、折れた骨の安定化を図ります。骨が不安定でぐらぐらし

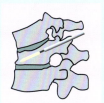 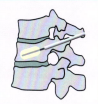 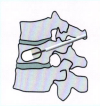 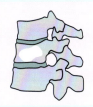

1. 背中から針を刺入し、骨折した推体への経路を作り、そこへ小さな風船のついた器具を入れます
2. 椎体の中に入れた風船を徐々に膨らませ、つぶれた骨を持ち上げます
3. 風船を抜くと、椎体内に空間ができます。その空間を満たすように、骨セメントを充填します
4. 手術は1時間程度で終わり、骨セメントは手術中に固まります

図2　BKP（経皮的椎体形成術）手術の流れ

ていると、コルセットをしてもなかなか骨が固まらずに次々につぶれてしまうことがあります。そのような場合は手術を行います。

手術には、脊椎固定術や椎体形成術などがあります。椎体形成術は、骨折した椎体に骨セメントを充填（じゅうてん）し、安定化させ、痛みを軽減させる手術です。また、脊椎固定術と組み合わせて行うケースもあります。

脊椎圧迫骨折の新しい手術法、BKP

当院では、新しい手術法、経皮的椎体形成術「Balloon Kyphoplasty」（略してBKP）と呼ばれる手術を行っています。BKPは、1990年代にアメリカで開発された治療法で、日本では、2011年1月から保険診療が適用されるようになりました。

BKPを実施するには、認定基準が設けられているため、手術を行える施設は多くありませんが、当院は、BKP手術を行える施設となっています。

BKPとは？

つぶれた骨のところで、挿入した風船を膨らませることでつぶれた骨を持ち上げます。持ち上げたことでできた空間に骨セメントを充填します。手術は全身麻酔でうつぶせに寝た状態で行います（図2）。

従来の椎体形成術と比べると、出血はほとんどなく、手術時間も40分程度の短時間で終わります。傷は約1～2cmほどです。

手術後早期に痛みの軽減が図れ、生活の質（QOL）の向上が期待できます。

※圧迫骨折になった方が全員適応になるわけではありません。適応については当院もしくはお近くの専門病院の受診をお勧めします。

治療が順調にいき、骨が固まって安定化しても大事なのは「次こそは折らない」ということです。1か所折れるとその上下の骨は今までより折れやすくなるといわれています。手術を受けたところや、その周辺に痛みが再発した場合は、すぐに担当の医師にご相談ください。

> **一言メモ**
>
> ### いつのまにか骨折は連鎖する
>
> 高齢の方の腰痛は、圧迫骨折の可能性があります。
>
> 1個でも骨折していると周りの骨に負担がかかり、骨折が進み（骨折連鎖）、背中や腰の曲がりを進行させる可能性があります。痛みをがまんせず、早めに病院を受診しましょう。
>
> 当院の関連クリニックでは、骨密度を測定する装置があります。骨粗しょう症の治療も行っていますので、気軽にご相談ください。

脊椎・脊髄損傷に対する脊椎ナビゲーションシステムを使った手術

整形外科
中原　真二
なかはら　しんじ

日本整形外科学会認定整形外科専門医・認定脊椎脊髄病医・認定運動器リハビリテーション医、日本脊椎脊髄病学会認定脊椎脊髄外科指導医、日本リハビリテーション医学会認定臨床医、骨粗鬆症性椎体骨折研究会 Balloon Kyphoplasty Faculty

脊髄損傷とは

　脊柱（いわゆる背骨）は、体幹を支持し、頭部を支える人体構造の中心であるとともに、脊髄という重要な神経組織を守る役割があります。この脊柱の損傷が、脊椎損傷であり、その中で、神経組織である脊髄も損傷した状態が、「脊髄損傷」です。脊髄の神経は、脳と同様に一度障害を受けると非常に再生しにくい組織であり、そのため脊髄損傷は神経の障害が残ることが多い重篤な疾患です。脊髄損傷は、損傷を受けた脊髄の部位や程度により神経障害の状態が異なります。

　脊髄損傷は、交通事故や転落事故などにより大きな力が脊柱に作用して生じる、高エネルギー外傷であることが多いです。

　しかし、近年の高齢社会の中では、加齢に伴う脊椎の変性や後縦靱帯骨化症などにより脊髄が圧迫されていた部分が軽微な転倒で神経の損傷を生じ、重篤な神経障害を生じる例もみられます。また骨粗しょう症により骨が弱くなっている場合、尻もちで重篤な脊椎の骨折を生じることもあり、転倒や尻もちには注意が必要です。脊髄損傷発生の部位としては、頚髄が約75％と多く、胸腰髄の方が少ないです。

症状は？

　損傷の度合いにより、「完全型」と「不完全型」に分けられます。完全型の場合、損傷部位から下の部分は、神経の機能が完全に失われるため、全く動かすことができず、暖かい・冷たい・痛いなどの感覚も感じることができなくなります。不完全型の場合は、症状がほとんど改善する例もありますが、損傷の程度や部位により、手足の運動や感覚に障害が残ることも多く、日常生活や仕事には大きな障害が残る可能性があります。現代の医学では、一度損傷した神経組織を再生する方法はありません。いつの日にか、iPS細胞など人間の細胞の再生に関する研究が進み、脊髄の再生ができるようになることが期待されます。

脊髄損傷の診断・治療

診断は？

　疼痛の部位や、手足の運動、感覚の状態の確認に加えて、診断のための画像検査が行われます。X線検査、脊柱の状態を正確に評価するためのCT検査、MRI検査が行われます。CT検査は主として骨の損傷の評価のために、MRI検査は脊髄神経や脊柱の靱帯、椎間板などの損傷の評価のために行われます（写真1、2、3）。

治療法は？

　脊髄損傷の治療の原則は、
　①脊柱を正常な配列に戻す
　②脊椎の支えの獲得
　③神経を圧迫している原因を除去する
の3項目ができるだけ早期に行われることが大切です。そのため、脊椎固定術などの手術が必要になることが多くなります。脊椎は、脊髄神経を取り囲む骨構

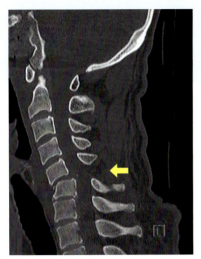
写真1　第5頸椎の前方への脱臼がみられます

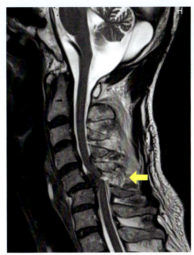
写真2　脱臼により脊髄に高度の圧迫がみられます

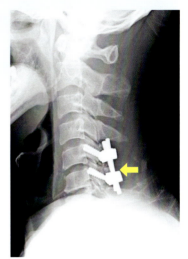
写真3　脊椎固定術後X線

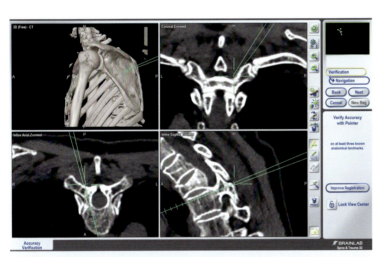
写真4　術中の脊椎ナビゲーションシステムの画面

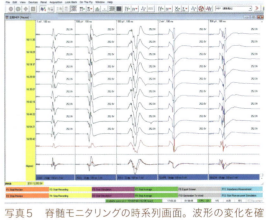
写真5　脊髄モニタリングの時系列画面。波形の変化を確認しながら手術を行うことで安全性が高まります

造であり、周囲に血管や重要な臓器もあり、その手術に際しては十分な注意が必要です。

当院では、手術において、術中の透視X線に加えて、CTの画像をコンピュータに取り込み、術中の部位や方向の確認が行える、脊椎ナビゲーションシステムが使用可能であり（写真4）、手術の安全性の向上のために役立てています。また、術中に頭部の電気刺激により脊髄の機能を確認することが可能な、脊髄モニタリング（写真5）も必要に応じて行っています。

> **一言メモ**
>
> ## 脊髄損傷について思うこと
>
> 脊髄損傷では、重篤な神経障害が残存する症例も多く、在宅での生活、社会生活への復帰には多くの課題がありました。しかし、近年は脊髄損傷の治療のための脊椎手術に使用する固定材料が発達し、脊柱を安定させるための再建方法は進歩しています。また、リハビリによる機能の回復も専門的に行われています。
>
> 今後は、神経組織の再生への取り組み、さらに障害に対する社会の理解とインフラの整備により患者さんの社会復帰が促進されることを願っています。

3D画像による手術シミュレーション
——正確で確実な人工股関節手術を可能にする

整形外科
市川　理一郎
(いちかわ　りいちろう)

日本整形外科学会認定整形外科専門医

股関節の痛みの大部分は、変形性股関節症

　加齢に伴い股関節に痛みを生じ、軟骨がすり減っている、といわれたことはありませんか？

　股関節の痛みで困っている方は、ぜひ整形外科を受診してみてください。典型的な初期の症状は、歩行開始時の痛みですが、進行すると痛みのために長距離歩行が困難となり、杖が必要となります。レントゲンを撮ると、通常4mmほどある関節の隙間が狭くなっているのが分かります。多くの場合、その痛みの原因は変形性股関節症によるものです。

　変形性股関節症は、高齢者になってから症状が現れてくるケースが多いですが、子どもの頃の股関節の病気（先天性股関節脱臼やペルテス病）が原因の方や、体質的に股関節の骨のつくりの小さい臼蓋形成不全の方は、30歳代や40歳代でも股関節の痛みを生じる場合もあります。痛みのために日常生活動作が制限され、痛みが数か月持続している場合は、手術が必要となります。

劇的な効果が期待できる人工股関節置換術

　人工股関節置換術は、傷んでいる軟骨の代わりに（主に）金属を入れる手術です。痛みをとる効果の確実性が高く、術後のリハビリも比較的スムーズな優れた術式です。

　人間の股関節は、骨盤と大腿骨の間の関節ですが、骨盤側の「寛骨臼」というお椀の部分に、大腿骨の「骨頭」という球の部分がはまって関節を成しています。

人工股関節も同じような仕組みになっていて、「カップ」という半球状の受け皿の部分と「ボール」という球の部分があります。手術では、寛骨臼側の傷んでいる軟骨をすべて削り取ってカップをはめ込み、大腿骨の骨頭をその下の頚部から切り離して、代わりにボールを入れます。ボールを大腿骨に固定するために大腿骨の中に「ステム」という、つっかえ棒のようなものを差し込みます（写真1、2）。手術自体は40年以上前から行われているものですが、ここ最近は材料が進歩していて、長期成績も安定していると言っていいでしょう。

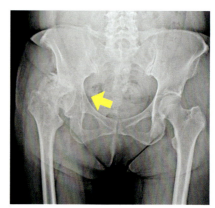

写真1　変形性股関節症のレントゲン像

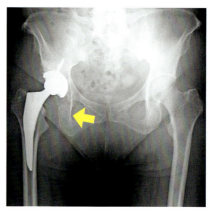

写真2　人工股関節置換術後のレントゲン像

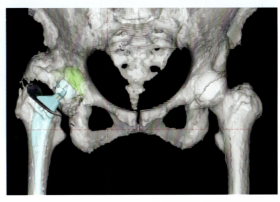
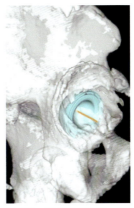
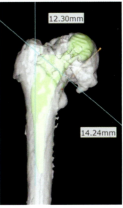

写真3　術前のCTデータをもとにしたプランニング

3D画像による手術シミュレーション

ただし、ひとくちに人工股関節置換術といっても、その難易度はさまざまです。先天性股関節脱臼の病歴があったり、臼蓋形成不全による股関節の亜脱臼があって脚長差を生じている場合や、過去に股関節の手術を受けている方などの手術は複雑です。

理想的な手術とは、股関節の変形がひどく、跛行（はこう）（脚を引きずったように歩く）が著しい場合でも、術前のひどい状態を感じさせないような良好な状態にすることです。術後の良好な股関節機能の獲得のためには、術前の十分な手術計画が必要不可欠であり、手術シミュレーションが良好な手術成績に直結すると考えています。

当院では、複雑な症例には、3D画像による手術シミュレーション（写真3）を行い、術後にできるだけ良好な股関節機能を獲得できるよう注力しています。

また、同種骨移植が必要な再置換術なども含め、あらゆるケースの手術に対応しています。

安心して医療を受けられるように

人工股関節置換術では、感染や脱臼、神経損傷は起きてほしくない合併症です。感染はひとたび起こると悲惨な状態になることもありますので、術前の患者教育、予防的抗菌薬の投与、注意深い消毒、清潔操作に細心の注意を払っています。高度肥満やコントロール不良の糖尿病でリスクが高いと判断した場合は、手術を見合わせることもあります。

脱臼の対策として、手術の際にインプラント設置角度が適切になるように細心の注意を払い、関節包を再建し、術後のリハビリで適切な指導を行っています。神経損傷は手術で脚を長くしすぎることを避け、術後の姿勢を工夫することで予防しています。

手術を受けるのは怖いと思われるでしょうが、劇的な効果が期待できる治療法です。私たちは、これからも患者さんが安心して医療を受けられるよう日々努力を重ねて参ります。

一言メモ

手術適応とは

たとえば、がんでない人に抗がん剤を投与することはありません。手術も同様であり、手術を行って改善する見込みがある場合にのみ手術を行います。これを手術適応といいます。人工関節手術の手術適応は、関節の痛みによって日常生活動作に支障がある場合ですが、痛みの程度、年齢や活動性、手術および術後のリハビリに耐えられるだけの体力の有無、精神状態、そのほかの併存症も考慮に入れます。詳しくは、医師とよく相談してください。

術中ナビゲーションシステムを用いた人工膝関節置換術

整形外科
水島　正樹
みずしま　まさき

日本整形外科学会認定整形外科専門医・認定脊椎脊髄病医・認定スポーツ医、日本旅行医学会認定医、中国北京外国医師在京短期行医(骨科)、VHJ機構・厚生労働省認定医師臨床研修指導医、日本脊椎脊髄病学会認定脊椎脊髄外科指導医

変形性膝関節症とは？

2009年の統計では日本人の慢性疼痛の部位別頻度として膝関節の痛みは腰痛、肩関節痛に続き3位となっています。膝関節は大腿骨、脛骨、膝蓋骨から構成されています（図）。脛骨の関節部分はほぼ平らな形をしていてその上を大腿骨の2つの丸い部分が転がるような動きをします。骨の表面を軟骨が覆い、関節運動を滑らかにするのですが、軟骨は自己修復力がほとんどないため、加齢や体重増加、外傷などのストレスによってひとたび損傷を受けると、関節は変性に陥ります。変形性膝関節症の有病率は同じ荷重関節である股関節や足関節に比べて高く、60歳以上の男女の20%以上にX線写真で中等度以上の変形を認めます。

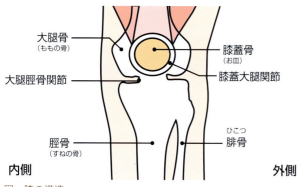

図　膝の構造

症状と治療法は？
診察室で専門医と相談しましょう！

初期には歩行時、立ち上がり、階段昇降時などに疼痛があり、関節の変性が進むと膝関節は内反変形（O脚変形）となり、歩行や膝関節の曲げ伸ばしにも支障が出ます。

日本の変形性膝関節症におけるガイドラインでは、保存的治療として体重減量、リハビリ、装具療法、薬物療法、関節注射などが推奨されています。当院では患者さんの個々の関節の状態、背景に照らし合わせ、まずは保存的治療を探索します。診察、保存治療の結果、手術が必要でなくなったケースも数多くみられます。私自身が経験した糖質制限食による体重減量指導も治療効果が期待できると思います。これらの保存的治療で効果が得られなかったり、痛みなどにより日常生活に著しく支障が出る重症の関節変形の場合は手術が必要となります。患者さんの状態に応じて、関節鏡治療、人工関節全置換術のほか、人工膝関節単顆置換術、高位脛骨骨きり術など、手術方法の選択を行います。合併症を防ぎ、良好な成績を保つためには術前の準備、術後の長期にわたる定期的な診察も必要です。患者さんの積年の想いに沿った医療を提供するためにも個々のライフスタイルにも十分精通し、しっかりと疼痛を軽減させることができるよう心がけています。

外来ではセカンドオピニオンやほかの病院で行われた治療について（人工関節再置換術など）の相談も可能です。

人工膝関節置換術とは？

人工膝関節置換術は、傷ついた膝関節の表面を金属の部品で置き換える手術です。部品を置き換える際に関節表面を骨切りし、下肢の軸をまっすぐに矯正します（O脚が改善します）。人工関節置換術は40年以上前に開発された手術で、その後も著しい発展をして

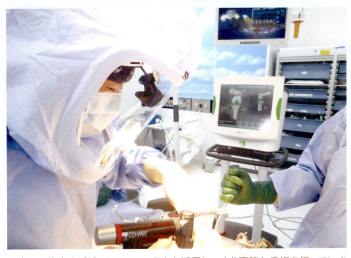
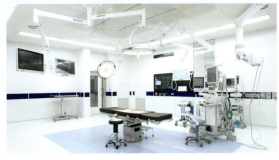
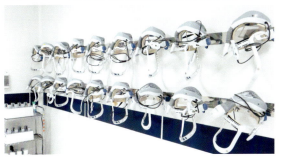

写真1　術中ナビゲーションシステムを活用し、より正確な手術を行っています（左）。また、当院の手術室はすべて、NASA規格のクリーンルームになっており、廊下、前室、手術室（右）と進むにつれ、ほこりが減っていくシステムになっています

きました。これまでに実証された治療効果は、除痛、歩行能力や階段昇降の改善、関節可動域の改善などがあります。手術材料や器材の進歩から長期の良好な治療成績も報告されるようになってきました。過去20年間で成功率の改善、術後の入院期間の短縮化による早期社会復帰が実現されています。その一方で若年の患者層の割合も増加傾向にあります。

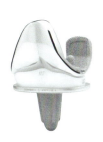

写真2　インプラント

コンピューターによる手術支援で人工膝関節置換術をより正確に！

より高い長期の良好な治療成績のニーズに応えるためにも、当院ではナビゲーションを使用した人工膝関節置換術を行っています（写真1）。ナビゲーションというのはコンピューターによる手術支援システムで、外科医は患者さんの骨の形や手術器具の位置をリアルタイムに計測しながら正確な手術操作を行うことができます。手術はもともと熟練の知識、経験を要しますが、どんなに熟練の外科医でも従来の方法では25％以上の手術でインプラント設置に誤差を生じるという衝撃的な報告があります。人工関節置換術におけるナビゲーションは従来の手術と比較してインプラントの設置エラーを大きく減らすという利点があり、最近では65歳以下の患者さんに対するナビゲーション人工膝関節置換術の長期成績が従来の手術に比べ良好であるとの報告もありました。ナビゲーションのほか、私が独自に開発した手術器械を用いると、長期の良好な成績が確証された機種のインプラント（写真2）を正しく設置することができ、長期成績をより高い精度で目指すことが可能となります。またこうした特殊な器械を使用することで、これまでに手術が困難であった患者さんにも適切な靱帯バランス、正確な骨切りで手術を行うことが可能となり、これまでも国内外の学会などで報告してきました。現在ナビゲーションシステムを用いた人工関節置換術はシステムが高額なこともあり、日本では7～8％（2016年）程度しか行われていませんが、私たちは現在手に入る最高の道具、技術を持って手術に臨むべきと考え積極的にナビゲーションを活用しています。

> **一言メモ**
>
> ### 手術中の患者さんの家族にも安心していただくために
>
> 当院の手術待合室では、手術を受けている患者さんの家族が、個室にて手術の模様をモニターでみていただくことができます。

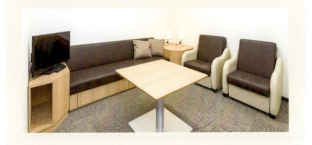

安全で遅滞なく行う人工関節術後リハビリテーション

整形外科
水島　正樹
みずしま　まさき

日本整形外科学会認定整形外科専門医・認定脊椎脊髄病医・認定スポーツ医、日本旅行医学会認定医、中国北京外国医師在京短期行医（骨科）、VHJ機構・厚生労働省認定医師臨床研修指導医、日本脊椎脊髄病学会認定脊椎脊髄外科指導医

私たちが考える人工関節置換術における適切なリハビリテーション

　関節機能の十分な改善、早期社会復帰の実現には正確な手術のみならず、合併症の予防、看護、周術期のリハビリテーションなど多くの因子が存在します。人工関節置換術後のリハビリテーションの目的は、有意な改善が得られるといわれる術後3～6か月の間に疼痛、可動域制限、筋力低下を改善し、ADL（日常生活動作）やQOL（生活の質）を最大限に向上させることです。

　膝関節・股関節変形性関節症患者さんの多くは長期の罹患期間に歩行障害などの関節機能障害が進行しているため、ほかの専門病院や関節センターでみられるような超短期（数日から1週間程度）の入院期間では跛行（足を引きずって歩くこと）が残存したりなど十分な機能改善が得られない場合があります。私たちの病院のある鹿児島県は多くの離島を含む南北600kmにわたる広大なエリアを持ち、手術を受けた患者さんの中には術後通院などで継続したリハビリテーションを受けることが難しい方もいます。このため当院では積極的な入院期間の短縮は行っておらず、現在は、術後3～4週間の入院リハビリテーションを行うことを標準としています。

安全に早期社会復帰を目指す術後リハビリテーションの工夫

　当院には130人を超える理学療法士が在籍し、一人ひとりの患者さんのリハビリテーションに多くの時間を提供することが可能です。

　患者さんのADL、QOLを向上させる工夫として、当院でもこれまで標準化されたクリニカルパス（入院中のスケジュールをまとめた治療計画書）を利用してきました。しかし、従来のクリニカルパスでは他院のものと同様に術後日数を主な基準としてきたため、当院のリハビリテーション環境の利点を十分に生かすことができませんでした。

　リハビリテーションの進度に安全性、患者さんの個別性を反映させるため、現在当院では、術後リハビリテーション時に「バランス評価」を行っています。バランス評価を行いカットオフ値という安全基準に沿うことにより安全に遅滞なく訓練を進めることが可能となりました。

　また、従来の歩行器からT字杖歩行に至るリハビリテーションのステップを見直し、歩行器、平行棒内歩行から両ロフストランド杖→片ロフストランド杖→T字杖に移行するようにしました（写真2、3、4、5）。

　両上肢および反対側下肢機能を最大限に用いつつ実用性の高い歩行を早い段階から行えるように変更することにより、安全に患部に負担をかけることなく歩行、

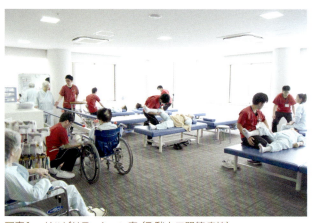

写真1　リハビリテーション室（7階人工関節病棟）

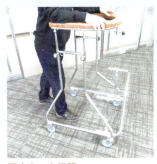
写真2　歩行器

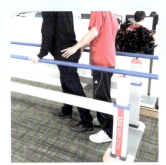
写真3　平行棒

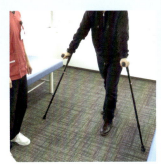
写真4　ロフストランド杖

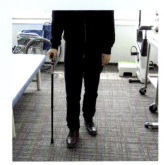
写真5　T字杖

階段昇降、ADL自立までリハビリテーションが進みます。

　人工関節置換術後にロフストランド杖を使用する病院は、国内ではほとんど見かけませんが、医療制度上早期の退院が余儀なくされる欧米では、術後リハビリテーションで一般的に使用されています。私が留学していたイタリアの病院では、80歳を超える方が人工股関節置換術後、数日でロフストランド杖をつき、元気に退院する光景を何度も目の当たりにしました。

　リハビリテーションのステップの見直しにより、従来2週間かかっていたT字杖歩行自立が術後7日以内で無理なく達成できるようになりました。

さらなる患者満足度アップを！

　術後長く人工関節と付き合うためにも合併症についての知識や、人工股関節であれば、脱臼肢位を避ける日常生活動作練習も重要となります。早期に歩行能力と階段昇降能力をアップできることで、より患者さんのライフスタイルに沿った訓練に時間をかけることができ、早期社会復帰、早期退院の実現や限られた入院期間をより意義のあるものにできるようになりました。

　医療には蓄積された臨床経験に基づいた合理的判断が必要です。当院では、得られた結果から最善の医療が提供できるよう、術前・術後の臨床評価や患者満足度の確認を実施したり、リハビリテーション学会・研究会などで発表や情報交換を積極的に行ったりしています。

　また、当院は疾患によって入院病棟が分かれており、人工関節置換術を受ける患者さんは、原則、人工関節病棟に入院します（写真1）。疾患によって病棟を分けることにより、専門的で質の高い医療や、看護を提供できるだけではなく、同じ病棟に自分と同じ手術を受けた患者さんが多く存在することで安心感も生まれ、術後リハビリテーションに対する意欲向上にもつながります。

　これからもさまざまな工夫をし、安全で質の高い早期退院・早期社会復帰の実現を目指します。

一言メモ

バランス評価とは？

　当院では、BBS（Berg Balance Scale）というバランス評価をリハビリに取り入れています。バランスを取ることが苦手な高齢者や脳卒中患者さんの治療にも利用されている評価を、術後リハビリテーションに用いることにより安全にステップアップを行うことができます。

関節鏡を用いた半月板手術や靱帯再建手術

整形外科
市川 理一郎（いちかわ りいちろう）

日本整形外科学会認定整形外科専門医

半月板は膝の大事な働きを担っている

膝は大腿骨と脛骨の間の関節です。脛骨の平らな面（脛骨高原）の上を大腿骨の丸い部分（大腿骨顆部）が転がることにより、膝を曲げ伸ばしできます。

半月板は脛骨の辺縁部に張りつき、三日月の形をしており、内側半月板と外側半月板の２つがあります。脛骨の上を大腿骨が転がる際に安定化させる役割があるといわれています。

半月板が断裂などを起こすと、上記の役割を果たせなくなり、関節痛や水腫の原因となり、さらには、軟骨損傷などにつながる可能性があります。

半月板断裂は正確な診断と治療が必要

まず、本当に半月板断裂による症状なのかを医師によりきちんと見極めてもらうことが最も大切です。

MRIで断裂が疑われても半月板断裂に伴う症状でなければ、手術の必要性はありません。断裂の形にもよるのですが、まずは鎮痛剤やリハビリなどで経過をみる保存治療をすることが多いです。

ただ、大きな断裂で、関節の隙間に挟まり込んで、可動域制限を起こしているような場合には、早急に手術が必要です（写真１、２）。

また、保存治療はただ漫然と続けるのではなく、治療に有効性がなければ関節鏡を用いた手術による治療を選択しなければなりません。

関節鏡を用いた低侵襲手術が可能

手術は関節の中へ挿入した細い関節鏡で行います。基本的には１cmほどの傷が最低２か所必要になりますが、体にかかる負担が少ない（低侵襲）手術です。手術方法は大きく分けて、半月板切除術と半月板縫合術の２つです。半月板は関節にとって大事な組織なので、漠然と切除術を選択してはいけません。年齢、断裂形態、受傷からの期間、運動レベルなどを考慮し、縫合術で治癒する可能性があれば、縫合術を選択する必要があります。

重要な組織である前十字靱帯は再建術が有効

膝関節は大腿骨、脛骨、膝蓋骨からなります。前十字靱帯は、脛骨前方から大腿骨後方につながる靱帯で脛骨が前方に移動するのを抑制しています。スポーツなどでこの靱帯を損傷すると、膝くずれなどの膝の不安定感が生じます。この不安定性を放置すると、将来的に半月板や軟骨損傷を起こす可能性が高く、特に若くて活動性の高い患者さんでは、靱帯再建術が必要となります。

靱帯再建は、膝屈筋腱を使用することが多く、当院もこの方法で行っています。手術は、関節鏡を用いて、小切開で行い、大腿骨、脛骨の本来の靱帯付着部に骨孔を作製し、ここに移植腱を通して固定します。これにより、前十字靱帯の機能が再建され、膝の安定性が得られます。また、半月板損傷や軟骨損傷のある症例では、同時に半月板縫合や切除、軟骨の処置を行います。

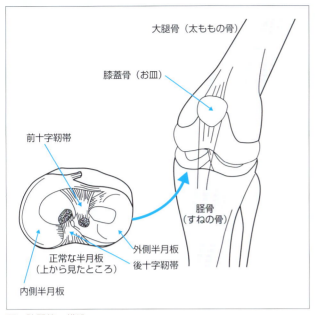

図　膝関節の構造

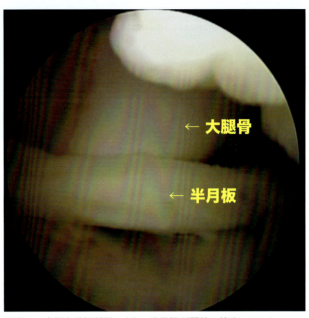

写真1　内側半月板断裂により、半月板が関節に挟まっている

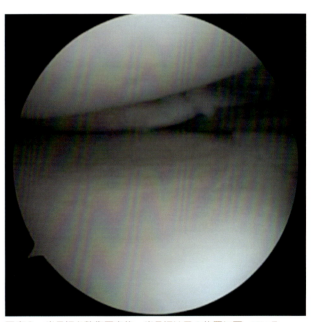

写真2　半月板を整復固定後。半月板は元の位置に戻っている

どのような患者さんに手術が必要か？

前述したとおり前十字靭帯断裂は、放置すると半月板損傷や軟骨損傷が起こる可能性があります。したがって若い活動性の高い患者さんで、今後のスポーツ復帰を希望される患者さんでは、靭帯再建術が必要です。

しかし、靭帯断裂があっても、日常生活であまり困らない活動性の低い患者さんや、変形性関節症などがある患者さんでは、手術を要しないこともありますので個々の患者さんの状態によって手術の適応を判断することが必要です。

術後リハビリが最も大事

前十字靭帯再建術を受けた後は、リハビリが非常に大事です。術後の再建靭帯の弛みや再断裂を防ぐためには、術後4週間は松葉杖を使用し、術後約3か月間は装具を装着します。膝を動かす訓練は1週間後から開始し、約6週間で屈曲角度120度を目指します。術後5〜6か月程度からスポーツ活動も復帰します。

術後、再建靭帯の弛みが高度に生じている場合や再断裂した場合は、再再建術を行わないといけない場合もあります。慎重なリハビリと定期的な経過観察が必要になりますので、ぜひ担当医師に相談してください。

一言メモ

膝の痛み、原因はいろいろ

単に膝の痛みといっても、半月板損傷、靭帯断裂、軟骨損傷、腱付着部炎などいろいろな病態があります。複雑な病態が混合していることもあり、診断に難渋することもありますが、しっかりとした検査、理学所見に基づいた、正確な診断をしてもらうことが最も重要です。その上で、医師と治療方法についてしっかり話し合い、納得して治療を受けることが大切です。

脳に心を配る

脳神経外科　部長
伊地知　寿

日本脳神経外科学会専門医、日本救急医学会専門医、日本航空医療学会認定指導者、日本体育協会公認スポーツドクター、JPTEC インストラクター(鹿児島県世話人)、ICLS ディレクター、日本DMAT 隊員

　ご存じのとおり、脳は精密かつ脆弱です。1mmの何分の一かの細い血管の異常による、ごく小さな病巣でも、部位によっては体半分が麻痺するなど、大きな症状の原因となり得ます。あるいは、脳が直接壊れなくても、表面から少し圧迫されただけで、多くの機能を失い、間もなく呼吸が停止して死に至る場合もあります。何か些細な出来事で、患者さんだけでなく家族の生活も大きく変わってしまうことがあるのです。
　脳を大切にすることは、病気もけがもしないように気をつけることなのです。

　普段、皆さんは脳のことをどのくらい気にかけて生活を送っていますか？
　脳を大切にする主な方法は、次のようなことです。
1. 高血圧症・糖尿病などの生活習慣病に気をつける
　　健康診断を受けるだけではなく、その結果を家族と共有する。異常があれば病院を受診することが大切です。
2. 不用意なけがをしないこと
　　自動車や動力機械の使用に気をつける。樹木や屋根の上に不用意にのぼらない。安全ベルトやヘルメットなどの防具を身につけて、しっかり固定（顎ひもなど）する。特に子どもや高齢者には家族などの協力が大切です。

脳の精密検査を受けるべきかどうか？

　以下のいずれかの方には、精密検査の受診をお勧めします。
1. 親族に脳の病気（くも膜下出血・脳出血・脳梗塞など）を発症した人がいる
2. 高血圧症・糖尿病・高脂血症のいずれかがある
3. 時々、激しい頭痛がある
4. 時々、手足の麻痺がある
5. 時々、痙攣発作がある

　あらゆる病気と同様に、脳の病気も家族歴がある方は発症する確率が高い傾向にあります。

主な脳の病気

脳動脈瘤（未破裂→破裂〈くも膜下出血〉）

　脳動脈瘤の多くは、脳の割れ目の間にある太い動脈にできた直径数ミリの風船のような膨らみです。これが破裂して、くも膜下出血が起こります。一般的には、動脈瘤が破れた人が3人いた場合、1人は死亡、1人は後遺症、残りの1人は社会復帰が可能といわれています。発症時の重症度にもよりますが、迅速に対応できれば救命も可能です。また、未破裂の段階で病気が分かっている方が対処しやすい傾向にあります（写真1、2）。
　未破裂脳動脈瘤は、急に膨れてできたわけではなく、脳の中で少しずつ大きくなってきていたものが、たまたま見つかっただけなので恐れることはありません。気づいた後に、血圧や生活習慣を改善してきちんと向き合えば、知らずに過ごしてきたそれまでよりも安全といえます。まずは朝夕の血圧測定・記録をしましょう。そして、それを主治医に持参してみてもらい、降圧剤の内服や食事・運動などで体調を整えることが大切です。

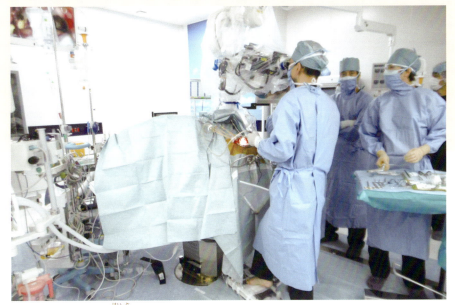
写真1　開頭脳動脈瘤頸部クリッピング手術の様子

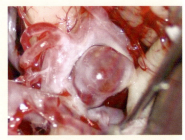
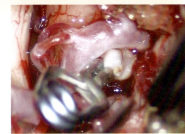
写真2　破裂脳動脈瘤（くも膜下出血）の治療。クリッピング前（上）、クリッピング後（下）

まさに「一病息災」につながります。

高血圧性脳出血

高血圧性脳出血は、脳の中の0.2mmの細い動脈から出血し、脳の中に広がった血腫が正常な脳組織を引き裂いて重篤な神経症状を引き起こす病気です。たとえば、脳の中に爆弾が落とされて一定の範囲の脳組織が一瞬にして死んでしまうような症状です。救命を目的とした超早期の手術を行う場合もありますが、神経症状はほとんど改善が見込めません。だから予防が大切なのです。高血圧症を放置していると30歳代でも発症することがあります。

顕微鏡や内視鏡を用いて血腫を除去する手術が一般的です。その後は可能な限り手厚いリハビリテーションを試みます。

当院の診療の一例を紹介しましょう。

症例

脳外科医がドクターカーで出動し、現場でくも膜下出血と診断。慎重な管理を行いつつ当院へ搬送。破裂脳動脈瘤の診断で即日動脈瘤クリッピング手術を行った70歳代の男性は、後遺症もなく約3週間で退院した。

当院の特徴は、発症から治療開始までがとにかく速いこと。この速さの理由は主に以下の3つです。

理由1：救急の現場活動をコントロールできる点

救急隊からの要請を受けてヘリコプターやドクターカーで現場に出向き、そこから専門的診断と治療を開始しつつ当院へ搬送するので、病院到着時には治療が始まっていることも多いのです。

理由2：院内到着時からの導線が短い点

屋上ヘリポートや救急隊搬入口から直接CT／MRI室へ搬送して診断をつけるまでの所要時間は数分、おそらく現代の病院の中で最速です。

理由3：緊急手術開始までに無駄がない点

緊急手術マニュアルに従って夜間も迅速な対応をしており、CT室でそのまま緊急開頭術を行うこともあります。

救急現場から、直接つなげるという当院の特性を生かし、迅速かつ慎重な診療を心がけています。

一言メモ

"まずよぼう（予防）　だめならよぼう（呼ぼう）　救急車"

脳の病気は、日頃からの予防が大切です。

暴飲暴食、喫煙、運動不足などの生活習慣が脳の病気を引き寄せるリスクになっていることがあります。

食事や運動など日常生活に気をつけるだけでも予防効果が望まれます。

元気に過ごすために、生活習慣の改善に努めましょう。

摂食・嚥下障害に対する正確な評価と介入方法

リハビリテーション科
三石 敬之（みついし たかゆき）

日本リハビリテーション医学会指導医・リハビリテーション科専門医・認定臨床医、日本摂食嚥下リハビリテーション学会認定士・評議員、福祉住環境コーディネーター2級

摂食・嚥下

　私たち人間の口とのどは、進化の結果、ほかのほ乳類と異なり複雑な音声を得ることができました。これによって、人間は言葉による複雑なコミュニケーションをとる能力を得たのですが、その代償として、誤嚥（ごえん）・窒息（ちっそく）という呪縛（じゅばく）を与えられ、生きるためにとても重要な行為で、かつ、人生の楽しみの1つである「食事」に危険を伴うことになったのです。

　私たちは普段何も気にすることなく飲み物や食べ物を口に入れ飲み込んでいますが、食べる・飲むという一連の行為は、実は非常に複雑かつ巧妙に認知・運動が連鎖することで初めて成り立っています。その複雑かつ巧妙さゆえに、わずかな異常が大きな障害につながることがあります。

　食べること・飲み込むことの障害を、摂食・嚥下（えんげ）障害と呼びます。

摂食・嚥下障害の原因

　摂食・嚥下障害の原因は脳血管障害によるものがよく知られています。社会的には認知症に伴うものがさまざまな理由で問題となっていますが、それ以外にも多くの原因があります。

　集中治療に関連したものでは、長期間の気管内挿管による喉頭（こうとう）障害、低酸素脳症、重症疾患多発ニューロパチー・重症疾患ミオパチーなどの合併症を起因としたものなどがあり、これらはまれな原因ではありません。

さまざまな病態の摂食・嚥下障害とそれに応じた介入

　摂食・嚥下とは、単に飲み込むという反射ではなく、認知機能、随意運動、反射運動が複雑に関連した一連の活動です。

　摂食・嚥下は5期モデルというものがよく知られており、先行期、準備期、口腔（こうくう）期、咽頭（いんとう）期(嚥下反射)、食道期という5つのステージがあります。正確には、準備期・口腔期と咽頭期の前半は重複している部分があることが知られており、プロセスモデルといいます。

　嚥下障害と一言で言っても、どのステージのどのような障害かによって、また原因となっている疾患によって障害はさまざまです。さらに、食べる物、飲む物、食べる姿勢によっても障害の出方が異なります。嚥下障害の治療や対応は、これらの差異によってさまざまであるため、どのような障害が存在しているか、正確に評価する必要があります。

　また、「むせ」だけが誤嚥の症状ではないことに注意することが重要です。誤嚥してもむせないこともまれではありません。

嚥下障害の客観的な評価方法

　摂食・嚥下は口の中・のどの中で起こることですので、外からはみえません。正確に評価するためには何とかして中をみる必要があります。のどの中をみる検査には、嚥下造影と嚥下内視鏡などがあります。

1. 嚥下造影

　バリウムという造影剤を混ぜた食物を患者さんに食

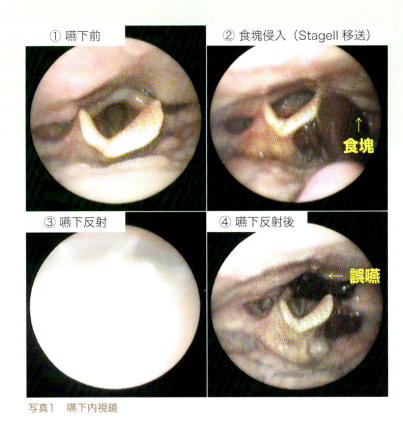

写真1　嚥下内視鏡

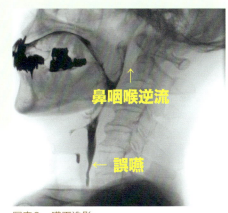

写真2　嚥下造影

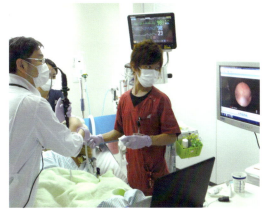

写真3　ICUやHCUで治療中の患者さんも、口が使える状態ならば迅速に嚥下機能評価を行う必要があります

べてもらい、どのように口から胃へ運ばれていくかをX線で透視して観察する検査です（写真2）。非常に情報量が多く、検査を受ける方も食べるだけですので負担が少ないのですが、検査室へ移動しなければならないため、ICU（集中治療室）などに入院している重症の患者さんには行いにくいこと、造影剤を混合した食事の準備に時間がかかることが欠点です。

2．嚥下内視鏡

　鼻から細い内視鏡を挿入してのど（咽頭）を観察しながら食事をとってもらう検査です（写真1）。普段患者さんが食べている物を、ポータブルタイプの内視鏡を使用して観察するため、ICUを含め、いつでもどこでも行うことができます。患者さんにとっては、検査中の鼻の違和感だけがデメリットです。

ICUから始める嚥下機能評価と介入

　集中治療中から摂食嚥下機能を考えるというと、時期尚早と思われがちなのですが、集中治療中だからこそ、合併症予防をしたり、治療後、良い状態に導いていくという観点からは、摂食嚥下機能を考えることは、非常に重要な要素です。

　仮に人工呼吸器を装着中であっても、気管切開が行われていれば、食べる訓練は可能なことがあります（写真3）。そのためにも、可能な限り嚥下機能に対する、早く正確な評価を行うことが望まれます。

> **一言メモ**
>
> ### 実はかなり多い、みえない嚥下障害──「むせない誤嚥」
>
> 　嚥下障害は「むせ」と同一視されることが多いため、むせがないから「嚥下障害はない」と判断されがちです。むせとは食物などが気道に誤って進入したときに生じる「防御的・反射的な咳」です。この「反射的な咳」が生じにくい病態が存在し、この場合に「むせない誤嚥」が発生します。むせない誤嚥は、意識がはっきりしていない場合や、さまざまな原因で脳に障害が生じている場合などに起きることが多く、検査をしなければ分からないことがあります。

痙縮の治療目的と さまざまな治療法

リハビリテーション科
三石 敬之（みついし たかゆき）

日本リハビリテーション医学会指導医・リハビリテーション科専門医・認定臨床医、日本摂食嚥下リハビリテーション学会認定士・評議員、福祉住環境コーディネーター2級

筋肉が余分に緊張する痙縮

「痙縮」という症状は生活に支障が出ますが、決してまれなものではありません。治療が可能なのですが、症状そのものや、治療法があることも、一般にはあまり知られていないと思われます。

脳や脊髄の障害により運動麻痺を生じると、大なり小なり痙縮が生じます。脳卒中にはかなり高頻度に合併症状として現れます。

痙縮とは、端的に言うと筋肉の余分な緊張です。たとえば、脳卒中で片麻痺になると、麻痺した手や指は伸ばす方向よりも曲がる方向の筋肉が緊張しやすくなり、結果として、伸ばすという動きが困難になります。

麻痺が重い場合は、意図に反して勝手に関節が曲がったり、麻痺が軽い場合にも、本来は動くはずの関節を十分に伸ばせない、というような状態になります。痙縮は麻痺の回復を邪魔しているともいわれています。

痙縮には治療方法があり、治療により関節を伸ばしやすくすることが可能です。関節を動かしやすくなることで、生活上の問題を改善することができ、場合によっては麻痺の改善を促すこともあります。

普及していない痙縮治療

「痙縮の治療が可能である」という事実は、残念ながら医療従事者も含めて一般にはあまり知られていないため、治療の機会を逃している患者さんは非常に多いと推定されます。

また、治療は非常に専門性が必要であるため、仮に治療を受ける機会があったとしても、専門性が高い施設で受けなければ十分な治療効果が得られないこともあります。そして残念ながら十分な治療効果を知る前に治療をあきらめるケースもあるようです。

痙縮治療を始めるまでに行うこと

痙縮治療の前には、まず、痙縮治療の目的・目標を明らかにすることが重要です。どのような動きを容易にして、どのようなことができるようになりたいか、もしくは、痙縮に関連したどこの部分のどのような痛みをとりたいかを、じっくりと話し合いながら設定します。十分に目標を検討せずに治療をしても満足が得られる結果にはなりません。

目標になる動きを設定したら、運動学的に分析をした上で、どの筋肉を緩めると目標を達成できるかを具体化します。運動学的な分析には専門性が必要ですので、専門医による治療が望まれます。

最も普及しているボツリヌス療法

痙縮治療の種類

痙縮治療にはさまざまな方法がありますが、大きくは、内服薬によるものと、注射（ブロック治療）によるもの、手術によるものがあります（表）。

簡単に開始することができるのは内服治療ですが、これは効果が全身の筋肉におよぶため十分に効かせようとすると効果を出したくないところに脱力感が出て

痙縮治療の種類		特徴
抗痙縮薬（内服薬）	バクロフェン　チザニジン ダントロレン Na　など	効果が全身におよぶ（部位ごとの調整ができない） 副作用の頻度が少なくない
神経ブロック	ボツリヌス療法 通常の神経ブロック 筋内神経ブロック Muscle Afferent Block　など	選択的な治療が可能（部位ごとの調節が可能） 効果が手技の熟練や知識で変わる 可逆的（やり直しが可能）
その他（手術など）	ITB（髄腔内バクロフェン療法）	選択性が低い（部位ごとの調整が困難） ポンプ・カテーテル埋込手術が必要 効果は強い
	整形外科的選択的痙性コントロール手術 選択的脊髄抗体遮断術 選択的末梢神経縫縮術 など	もとに戻せない（やり直しができない） 選択的な治療が可能 侵襲的な手技（手術である） 効果は強い

表　さまざまな痙縮治療

しまうというデメリットがあります。ブロック療法と併用すると効果的な場合もあります。

　ブロック治療とは、注射による治療です。緩めたい筋肉を選択的に緩めるために、神経や筋肉に直接注射をします（写真）。

　ブロック治療にもさまざまな方法がありますが、その1つに、ボツリヌス療法があり、これが最も普及している方法です。ボツリヌス療法のメリットは、緩めたい筋肉を選択的に緩めることができること、ほかのブロック注射に比べて比較的簡単に行うことができることなどです。ボツリヌス療法だけでは効果が不十分なこともあり、その場合は、別のブロック療法を併用したり、内服薬を併用したりします。

　治療は複雑になりますが、手術（整形外科的選択的痙性コントロール手術）や、ITB（髄腔内バクロフェン療法）も適応を選べば非常に有効な方法です。手術は目的とする筋肉を選択的に緩めることができますが、侵襲的（体にかかる負担が大きい）である欠点があります。ITBは非常に強力に痙縮を抑えることができるのですが、脊髄周囲に持続的にバクロフェンという薬剤を注入するためのカテーテルとポンプを埋め込む手術と、定期的に体内に埋め込んだポンプ内に薬剤を補充する必要があります。また、筋肉を選択的に緩めることは困難であるという欠点があります。

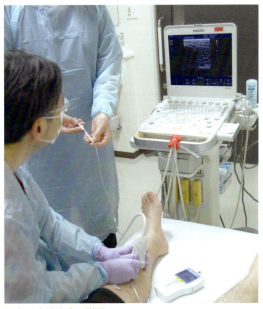

写真　痙縮治療の様子

一言メモ

痙縮治療は非常に専門性が高い分野です

　最近はメディアの影響もあり、痙縮治療＝ボツリヌス療法と認識されるくらいにボツリヌス療法が普及しています。非常に良い治療方法であることは間違いなく、当院もこの治療を中心に行います。しかし、この薬品は使用できる量が限られていることから効果が不十分になることもあり、ほかの治療と併用することが重要となる場合があります。また、ボツリヌス療法は、治療計画次第で効果が全く得られないこともあります。痙縮の治療を受けるのであれば、受診する医療機関を十分に考慮して選ぶ必要があります。

関節リウマチに対する最適で安全な治療

リウマチ科
児玉　国洋

日本リウマチ学会認定リウマチ専門医、日本内科学会認定内科医、ICD制度協議会インフェクションコントロールドクター

　金曜の内科外来を担当している児玉国洋と申します。専門は、リウマチ、呼吸器、内科一般です。
　金曜はリウマチの患者さんのみ予約診療で、そのほかの患者さんは予約不要、という態勢で診療しています（2017年8月現在）。
　ところでリウマチ(正式名称：関節リウマチ)とはどういう病気でしょうか。まずそれについて説明します。

自己免疫が悪さをする関節リウマチ

　私たちの体には、免疫システムというものが存在します。これは、自己と非自己を区別し、自分の体を守ろうとするシステムです。具体的には非自己(細菌、ウイルス)から自己を守ろうとする反応です。このシステムが働かなくなり、自分の体を壊してしまう病気を自己免疫疾患と呼び、その中で関節を中心に自分の体を壊す病気を「関節リウマチ」と呼びます。

　関節リウマチは自己免疫の異常で、関節を覆っている滑膜が腫れ上がることで、関節の腫れと痛みが生じます。これを放っておくと、腫れ上がった滑膜が、軟骨や骨を破壊することで関節変形が生じ、関節の機能が失われ、激しい痛みで日常生活もままならなくなります。この痛みの特徴はほかの関節の病気と異なり、関節を動かさなくても痛いということです。手首や手足の関節で起こりやすく、左右の関節で同時に症状が現れやすいことも特徴です。
　また、関節リウマチの症状は関節だけでなく、発熱、疲れやすい、食欲がないなど、全身に症状が生じ、関節の炎症が肺や血管など全身に広がることもあります。

関節リウマチの診断と治療
── 内科外来の取り組み

　現在は関節リウマチの研究が進み、免疫システムを担う「サイトカイン」の過剰分泌が病態の重要な要因であることが分かってきました。
　以前は、関節リウマチは慢性関節リウマチと呼ばれ、何年もかかってゆっくり進行し、有効な治療法がない病気であると考えられていました。しかし最近では、発症早期に関節破壊が一気に進行してしまうことも分かってきました。同時に、関節リウマチに対する「低分子化合物」「生物学的製剤」といった「抗リウマチ薬」が開発され、サイトカインの分泌を制御することで、リウマチの活動性を十分にコントロールすることができるようになりました。この治療法によって、リウマチの関節破壊を完全に抑え、患者さんが発症前と同じ生活をいつまでも送っていただくことを、私たちの治療目標として掲げることができるようになりました。
　さらに、最新の画像検査機器(関節超音波、関節MRIなど)を用いてできるだけ早期に診断し、抗リウマチ薬でタイミングを逃さず治療することが肝心です。
　当外来でも最新の画像検査機器を使用し、初期の段階での関節リウマチの診断や、より詳細な経過観察を行うことが可能になり、患者さんの全身状態を把握することで、最適で安全な治療を行っています（写真1、2、3）。
　関節リウマチは、早期発見・早期治療をすることが

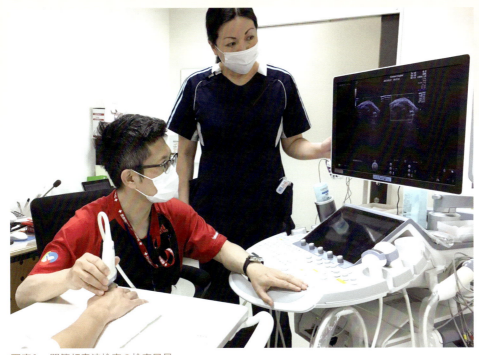

写真1　関節超音波検査の検査風景

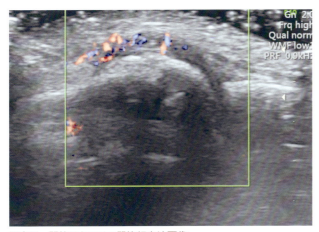

写真2　関節リウマチの関節超音波画像
右手第3指中手指節間関節(右中指の付け根)の縦断像。赤と青の点が集まっているところがリウマチに特徴的な「滑膜炎」

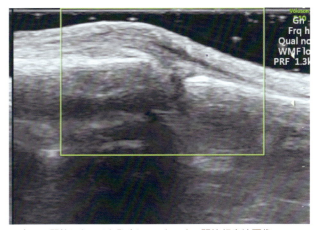

写真3　関節リウマチを発症していない人の関節超音波画像
右手第3指中手指節間関節(右中指の付け根)の縦断像

重要です。少しでも不安なことがあれば、私たちにご相談ください。

　これからも、患者さん一人ひとりの声に丁寧に耳を傾け、それぞれに合った生活指導に取り組みながら、ともに治療を進めていきたいと思います。

> **一言メモ**
>
> ### 万葉集にも登場する関節リウマチ
>
> 　万葉の歌人、山上憶良（やまのうえのおくら）は『万葉集』に「沈痾自哀文（ちんあじあいぶん）」という以下の文を残しました。
>
> 　「四支動かず、百節皆疼(いた)み、身体太(はなは)だ重く、なほ均石(きんせき)を負へるが如(ごと)し。布に懸(かか)りて立たむと欲すれば翼折れる鳥の如く、杖(つえ)に寄りて歩まんとすれば、足跛(ひ)ける驢(うさぎうま)の如し。(手足が動かず、多くの関節が痛み、体がすごく重くて石を背負っているようだ。布に寄りかかって立とうとしても翼が折れた鳥のようにうまくいかず、杖に寄りかかりながら歩こうとしても足が不自由な小馬のようだ)」
>
> 　このことから、憶良は関節リウマチを患っていたのではないかといわれています。

胎児診断外来について

産婦人科
池田 敏郎(いけだ としろう)

日本産婦人科学会専門医、日本人類遺伝学会臨床遺伝専門医・指導医、日本人類遺伝学会臨床細胞遺伝学認定士、日本抗加齢医学会専門医

遺伝カウンセリング室とは

　遺伝病の家族がいるが自分の子どもに遺伝しないだろうか、高齢妊娠なので赤ちゃんに染色体の病気が出るのではないかなどと、漠然とした不安を持っている方は意外と多いようです。最近では、遺伝子検査をしないと使えない新しいがんの治療薬も出てきましたが、遺伝子の変化が判明すると親族もその変化を持っている可能性があるため、一般の検査とは区別して考える必要があります。

　遺伝カウンセリング室では、遺伝にまつわるさまざまな相談に、十分な時間をとってお答えします。十分な知識を持っていただいた上で、いくつかの選択肢から自分にとって最適なものを選べるようになっていただくことを最終目標にしています（写真1）。

　遺伝カウンセリング室には、臨床遺伝専門医1人、助産師2人のスタッフが在籍し、日々相談にのっています。

学会が作成する遺伝カウンセリングQ&A

　日本遺伝カウンセリング学会では、以下のようなQ&Aを作成（筆者も分担）し、ホームページに公開しています。当院でもこの遺伝カウンセリングのQ&Aを提供しています。

Q. 遺伝カウンセリングとは何をするのですか？

A. 遺伝カウンセリングでは、遺伝にかかわる悩みや不安、疑問などを持たれている方に、まず科学的根拠に基づく正確な医学的情報を分かりやすくお伝えし、理解していただけるようにお手伝いします。その上で、十分にお話をうかがいながら、自らの力で医療技術や医学情報を利用して問題を解決していけるよう、心理面や社会面も含めた支援を行います。

Q. どんな人が遺伝カウンセリングの対象になりますか？

A. 遺伝や遺伝性疾患に関する悩みや不安を抱えている方や、すでに問題に直面されている方、またはそのご家族など、どなたでも対象になります。

Q. 遺伝カウンセリングでは、何が相談できますか？

A. 遺伝に関することなら当事者、ご家族を問わず、1人で悩まず、何でも相談してください。
　例えば、
・子どもが遺伝病といわれた。家族に同じ病気の人はいないのになぜ？
・次の子どもがほしいけど遺伝が心配。
・最近親が遺伝子の病気と診断された。将来自分も同じ病気になるのではないかと不安。
・高齢妊娠だけどお腹(なか)の赤ちゃんに染色体異常がないだろうか？
など、遺伝についての不安に対して、専門家が対応します。

Q. 秘密は守られますか？

A. 遺伝カウンセリングの内容は重要な医療情報ですので、厳重に秘匿されます。本人の知らないうちに、

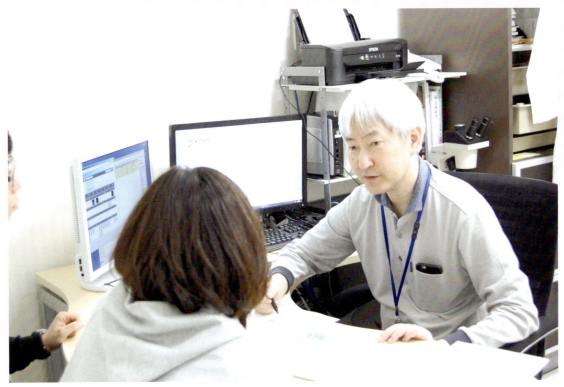
写真1　カウンセリングの様子

第三者に伝わるようなことは決してありません。遺伝カウンセリングでは、安心してご自身のお考えやお気持ちをお伝えください。

Q. 遺伝カウンセリングは誰がやっているのですか？

A. 遺伝カウンセリングを専門とする職種は、臨床遺伝専門医と認定遺伝カウンセラーになります。ここでは、その2つの専門職について説明します。

・臨床遺伝専門医

　現在、遺伝学的診断（遺伝情報を調べる検査など）は、多くの診療科で通常の医療として取り扱われています。このため、すべての医師が、基本的な遺伝カウンセリングに対応できることが理想とされています。しかし、実際の遺伝にかかわる問題の中には、対応が難しいものもあります。たとえば、出生前診断や、これから自分が病気になるかを調べる発症前診断、自分自身は病気になっていないが次世代への影響を調べる保因者診断などです。これらの高度な遺伝カウンセリングに対応する医師が、臨床遺伝専門医です。

・認定遺伝カウンセラー

　遺伝にかかわる問題と向き合っていく上では、ご自身やご家族の病気や将来について、自分自身で考え、何らかの選択をすることが必要なさまざまな場面を経験します。遺伝子や染色体の検査を受けるかどうかについて考え、決めることはその場面の1つです。それらのような場面では、体や遺伝に関する医学的なことだけでなく、それにまつわる心理的なこと、社会的なことについてもサポートが必要と感じることがあるでしょう。そのような場合に、皆さまが直面する医学的、心理的、社会的な課題を整理したり、医療情報はもとより福祉や療育に関する情報（社会資源）について皆さまにお伝えしたりすることで、ご自身が納得のできる方針を立てることができるように、臨床遺伝専門医と連携してサポートするのが、認定遺伝カウンセラーです。

Q. 費用はいくらかかりますか？

A. 原則として自費診療になっており、施設ごとに価格が設定されています。一般的には5千円～1万円程度の施設が多いようです。当然、これより高い施設も安い施設もありますので、遺伝カウンセリングを受けようとしている施設にお問い合わせください（注：当院では、税別で初診1万円、再診5千円です）。

当室で行っている各種検査（2017年6月現在）

遺伝カウンセリング（特に出生前検査に関する相談）

高齢妊娠、遺伝性疾患などで、妊娠や妊娠継続を悩んでいる方の相談にお答えします。

また、胎児診断を受けるには、まず遺伝カウンセリングを受けていただくことが必須です。

遺伝カウンセリングでは、まず家系図の作成を行います。簡単でかまいませんので、ご夫婦の兄弟姉妹をはじめご両親の世代と、子どもの世代の年齢や、遺伝病の有無などを、事前に書いて持参していただけると家系図作成がスムーズに行えます。

※費用／1万円＋税

妊娠初期胎児超音波詳細検査（妊娠12週前後）——九州では当院を含め2施設のみ可能

妊娠11～13週（胎児の長さが45～84mm）の時期に詳細な胎児エコーを行い、NT（首の後ろのむくみ）、鼻骨、血流などを調べることで、胎児が21トリソミー（ダウン症）や18トリソミー、13トリソミーである確率をみる検査法です。その確率をみて、その後、羊水検査などの確定診断を受けるかどうかの参考にしていただきます。

※費用／2万5千円＋税
（より正確な結果の出る採血との組み合わせ検査は、4万5千円＋税）

妊娠中期・後期胎児超音波詳細検査（妊娠18週～）

当院の定めるチェックリストに沿って、胎児に明らかな異常がないかどうかを、十分な時間をかけて検査します。妊娠18～28週頃が胎児をみやすいことが多いのですが、みえる範囲であれば、その時期に限らず、検査の希望をお受けしています。

※費用／2万5千円＋税

羊水染色体検査（妊娠16週頃）

羊水を採取して、染色体疾患の有無を判定します。

当院では25Gという非常に細い針を使っているため、ほとんど痛みを感じない方もいます。

※費用／10万円＋税

絨毛染色体検査（妊娠11～13週頃）

胎盤の一部を採取して、染色体疾患の有無を判定します。従来、経膣的に採取していたので流産率が高いといわれていましたが、近年行われている経腹法では、羊水穿刺と比べてそれほど危険ではないといわれています。実際、当院では早い時期に知りたいという方が多いため、羊水検査よりも絨毛検査の方が多くなっています。

※費用／13万円＋税

染色体検査は、2～3週間で結果が分かりますが、1週間ほどである程度分かる方法（FISH法）を併用することも可能です。その場合は、FISH法加算（費用／3万円＋税）が別途必要です。

各種胎児遺伝子検査

原則として、妊娠前から遺伝カウンセリングを受けないと、妊娠してからの対応が困難な場合があります。できるだけ早期に遺伝カウンセリングを受けることをお勧めします。遺伝子検査を行う場合、料金は通常10万円以上になります（内容により大きく異なります）。

胎児の遺伝子検査については、一般の検査会社では受けてもらえないのが、国内の実情です。

そのため、海外の検査会社に提出するか、国内では研究所に依頼することになります（別途、コーディネート料が必要です）。

3D、4Dエコー（写真2、3）

胎児の顔などの動きをリアルタイムにみることがで

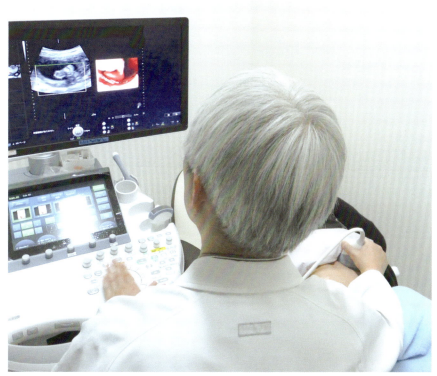

写真2　エコー検査を行っています

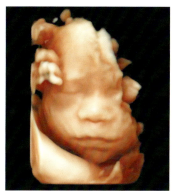
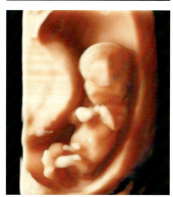

写真3　4Dエコー

きます（検査費用／1万円＋税）。まれに口唇裂などの異常が疑われる場合があります。その場合は、胎児超音波詳細検査（別途費用／2万円＋税）を引き続き行う場合があります。

新型出生前診断（NIPT）

妊娠10週から可能な優れた非確定検査ですが、高価であることと、当院を含めて鹿児島県内に検査可能な施設がないことが問題です。鹿児島県近隣であれば、熊本大学医学部附属病院などへのご紹介になります。

※倫理的問題から、胎児の父子鑑定などの出生前親子鑑定はお断りしています。

健康保険が適用にならない検査のため、全額自己負担になります。

	料金（税込み）
遺伝カウンセリング（～60分）	10,800円～
妊娠初期胎児超音波詳細検査（妊娠12週前後）	27,000円～
コンバインドテスト	48,600円～
クアトロテスト	27,000円～
妊娠中期・後期胎児超音波詳細検査（妊娠18週～）	27,000円～
羊水染色体検査（妊娠16週前後）	108,000円～
絨毛染色体検査（妊娠11～13週）	140,400円～
染色体検査でFISH法を併用した場合	検査料金＋32,400円～
各種胎児遺伝子検査	108,000円～
3D・4Dエコー	10,800円～

※その他の検査料金についてはお問い合わせください。

表　各種検査費用（2017年6月現在）

> **一言メモ**
>
> ### 遺伝カウンセリング室 胎児診断外来
>
> 当外来では、「胎児診断は遺伝カウンセリングに始まり、遺伝カウンセリングに終わる」をモットーに、鹿児島県で世界標準の胎児医療を提供していきます。
>
> 遺伝カウンセリングのときには、あえて普段着で対応するなど、来院した方にできるだけリラックスしていただけるよう心がけています。どうぞお気軽にご相談ください。

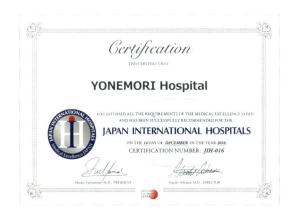

「ジャパンインターナショナルホスピタルズ」

一般社団法人 Medical Excellence JAPAN（MEJ）は、日本政府と協調して海外からの日本の医療サービスの渡航受診促進を図るため、渡航受診者の受入実績のある病院を「ジャパンインターナショナル ホスピタルズ」として海外へ発信しています。ジャパンインターナショナルホスピタルズとは、日本国民への医療提供体制の維持と向上を前提として、渡航受診者を受け入れる組織的な意欲があり、原則、組織的な取り組みにより渡航受診者の受入実績を有する病院です。米盛病院は2017年1月、ジャパンインターナショナルホスピタルズに選定されました（2017年5月現在、全国で28病院）。

病院案内

病院の概要

名　　　　称	米盛病院
開　設　者	社会医療法人緑泉会
事業開設年月日	1969年12月10日
院　　　　長	米盛公治
所　在　地	〒890-0062　鹿児島県鹿児島市与次郎1丁目7番1号 TEL：099-230-0100 FAX：099-230-0101 ホームページ：http://www.yonemorihp.jp/
病　床　数	一般病床305床（ICU…10床、HCU…8床、一般7：1…187床、回復期…100床）
診療科目	整形外科、救急科、外科、脳神経外科、心臓血管外科、 循環器内科、呼吸器内科、放射線科、小児科、産婦人科、 リハビリテーション科、リウマチ科、麻酔科

診療案内

診療時間	月～土　9:00～12:30　14:00～18:00
受付時間	月～土　8:30～17:30（12:30以降の受付は午後の診療となります）
休　　診	日・祝

※診療科によって診療時間が異なります。ホームページをご覧いただくか、お電話でお問い合わせのうえご来院ください。
※急患は24時間・365日受け付けております。
※社会医療法人緑泉会は、宗教上の理由により輸血を望まない患者様に対しては、最善の努力を尽くして無輸血での治療を行うことを原則といたしますが、輸血なしでは生命の維持が困難であると判断した場合は輸血を行うことがあります。

認定施設

行政承認
- 救急告示病院
- 鹿児島県災害拠点（地域災害医療センター）指定病院
- 鹿児島県災害派遣医療チーム（鹿児島DMAT）指定病院
- 臨床研修指定病院（協力型）
- 特定疾患治療研究事業委託医療機関
- 原爆被爆者一般疾病取扱医療機関
- 労災指定病院
- 生活保護法指定医療機関
- 自立支援（更生医療）医療機関
- DPC算定対象医療機関
- 地域リハビリテーション広域支援センター
- 法務省入国管理局指定医登録

施設承認
- 病院機能評価認定『3rdG:Ver.1.1（一般病院2)』
- 日本整形外科学会専門医研修施設
- 日本救急医学会指導医指定施設
- 日本救急医学会救急科専門医指定施設
- 日本麻酔科学会麻酔科認定病院
- 日本外科学会外科専門医制度関連施設
- 日本病院総合診療医学会認定施設
- 特別評価認定（日本CS・ホスピタリティ協会）
- 外国人患者受入れ医療機関認証
- ジャパンインターナショナルホスピタルズ選定
- 洋上救急センター協力医療機関
- 高次脳機能障害支援協力病院
- 医療通訳拠点病院選定
- 指定実地研修施設（日本救急撮影技師認定機構）
- 薬学生実務実習受入施設

施 設 基 準

基本診療料

- 一般病棟入院基本料（7対1入院基本料）
- 臨床研修病院入院診療加算
- 救急医療管理加算
- 診療録管理体制加算1
- 医師事務作業補助体制加算2
- 急性期看護補助体制加算
- 看護職員夜間配置加算
- 療養環境加算
- 医療安全対策加算1
- 感染防止対策加算2
- 患者サポート体制充実加算
- 褥瘡ハイリスク患者ケア加算
- 退院支援加算1
- 呼吸器ケアチーム加算
- データ提出加算2
- 認知症ケア加算2
- 特定集中治療室管理料3
- ハイケアユニット入院医療管理料1
- 回復期リハビリテーション病棟入院料1
  - ・体制強化加算2
  - ・リハビリテーション充実加算
- 回復期リハビリテーション病棟入院料2
  - ・休日リハビリテーション提供体制加算
  - ・リハビリテーション充実加算
- 入院時食事療養／生活療養（Ⅰ）

特掲診療料

- 院内トリアージ実施料
- 夜間休日救急搬送医学管理料
- 薬剤管理指導料
- 医療機器安全管理料1
- 在宅療養後方支援病院
- CT撮影及びMRI撮影
- 脳血管疾患等リハビリテーション料（Ⅰ）
- 運動器リハビリテーション料（Ⅰ）
- 呼吸器リハビリテーション料（Ⅰ）
- 処置の休日加算1
- 処置の時間外加算1
- 処置の深夜加算1
- 脳刺激装置埋込術及び脳刺激装置交換術
- 脊髄刺激装置植込術及び脊髄刺激装置交換術
- 経皮的冠動脈形成術
- 経皮的冠動脈ステント留置術
- ペースメーカー移植術及びペースメーカー交換術
- 植込型心電図記録計移植術及び植込型心電図記録計摘出術
- 大動脈バルーンパンピング法
- 経皮的大動脈遮断術
- ダメージコントロール手術
- 胃瘻造設術
  （医科点数表第2章第10部手術の通則16に掲げる手術）
- 胃瘻造設時嚥下機能評価加算
- 人工関節置換術、靱帯断裂形成手術、頭蓋内腫瘍摘出術
  （医科点数表第2章第10部手術の通則5及び6〈歯科点数表第2章第9部の通則4を含む〉に掲げる手術）
- 手術の休日加算1
- 手術の時間外加算1
- 手術の深夜加算1
- 麻酔管理料（Ⅰ）

（2017年6月現在）

関連施設

整形外科 米盛草牟田クリニック	〒890-0014 鹿児島市草牟田2丁目27-10 TEL：099-226-3260　FAX：099-226-3776 標榜科：整形外科・リハビリテーション科
整形外科 米盛中央駅クリニック	〒890-0053 鹿児島市中央町11番地　鹿児島中央ターミナルビル2F TEL：099-812-8250　FAX：099-812-8650 標榜科：整形外科・リハビリテーション科
リハビリテーション病院 米盛 ※2018年夏、鹿児島市与次郎へ移転予定	〒892-0805　鹿児島市大竜町5-31 TEL：099-248-0700　FAX：099-247-0123 標榜科：内科・心療内科・消化器内科・循環器内科・呼吸器内科・リハビリテーション科・リウマチ科・放射線科
まろにえ介護老人保健施設	〒890-0014 鹿児島市草牟田2丁目26-45 TEL：099-226-3270　FAX：099-226-3271 入所・短期入所療養介護・通所リハビリテーション
マロニエ訪問看護ステーション「護国」	〒890-0014 鹿児島市草牟田2丁目29-32 TEL：099-226-0391 FAX：099-223-6228
米盛病院 居宅介護支援事業所	〒890-0014 鹿児島市草牟田2丁目29-32 TEL：099-225-7256 FAX：099-223-6228

米盛病院 フロアマップ

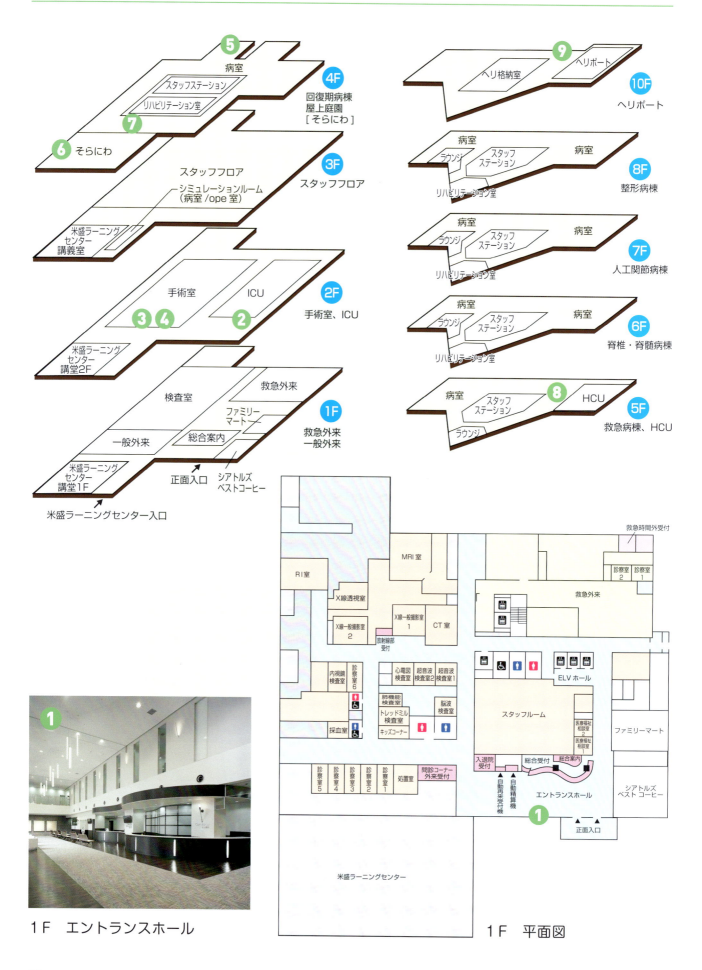

1F エントランスホール

1F 平面図

米盛ラーニングセンター

地域に根づいた人財を育てる、
体験型のラーニングセンター。

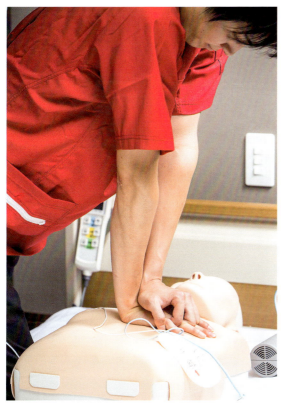

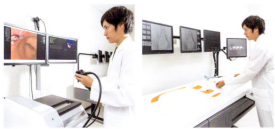

シミュレーター類や講堂・講義室を利用し、体験型の学習環境を提供します。各種医療訓練実施のほかにも、利用者のニーズを受けてオーダーメイドの研修を設計することもできます

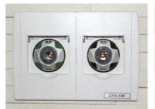
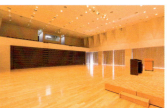
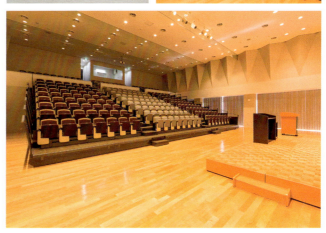

1階と2階は276席の講堂です。1階の座席は収納が可能となっており、災害時など多数傷病者が発生した場合の収容施設としても活用できます。壁には「酸素」と「吸引」の配管も整備されています

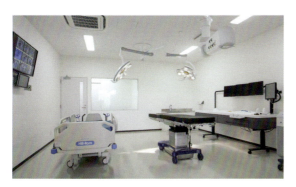

3階には病室と手術室のシミュレーションルーム（2室）と講義室（8室）があります。講義室は、パーティションを移動させレイアウトを変えることで、さまざまな医療訓練を行うことができます

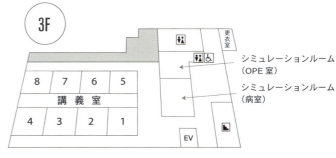
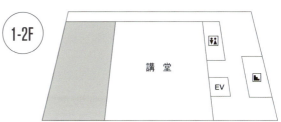

社会医療法人 緑泉会
米盛病院

〒890-0062
鹿児島県鹿児島市与次郎1丁目7番1号
TEL 099-230-0100（代表）
http://www.yonemorihp.jp/

- ■装幀／スタジオギブ
- ■本文DTP／濱先貴之（M-ARTS）
- ■図版／岡本善弘（アルフォンス）
- ■本文イラスト／久保咲央里（デザインオフィス仔ざる貯金）
- ■編集協力／伊波達也
- ■編集／西元俊典　橋口環　二井あゆみ　岩口由　藤井由美

一秒を救う 一生につなぐ
米盛病院の最新医療

2017年7月28日　初版第1刷発行

編　著／米盛病院
発行者／出塚 太郎
発行所／株式会社 バリューメディカル
　　　　東京都港区芝4-3-5 ファースト岡田ビル5階
　　　　〒108-0014
　　　　TEL　03-5441-7450
　　　　FAX　03-5441-7717
発売元／有限会社 南々社
　　　　広島市東区山根町27-2　〒732-0048
　　　　TEL　082-261-8243

印刷製本所／大日本印刷株式会社
＊定価はカバーに表示してあります。

落丁・乱丁本は送料小社負担でお取り替えいたします。
バリューメディカル宛にお送りください。
本書の無断複写・複製・転載を禁じます。

© Yonemori Hospital,2017,Printed in Japan
ISBN978-4-86489-065-6